催眠现场

流静 著

3 身体之痛

Hypnotherapy

3. The Pain of Body

团结出版社
UNITY PRESS

图书在版编目（ＣＩＰ）数据

催眠现场. 3, 身体之痛 / 流静著. -- 北京 ： 团结
出版社，2020.6
    ISBN 978-7-5126-6729-7

    Ⅰ . ①催… Ⅱ . ①流… Ⅲ . ①催眠治疗 Ⅳ.
① R749.057

中国版本图书馆 CIP 数据核字 (2019) 第 026534 号

出　版：团结出版社
　　　　（北京市东城区东皇城根南街 84 号　邮编：100006）
电　话：（010）65228880　65244790　（出版社）
　　　　（010）65238766　85113874　65133603（发行部）
　　　　（010）65133603（邮购）
网　址：http://www.tjpress.com
E-mail：zb65244790@vip.163.com
　　　　fx65133603@163.com（发行部邮购）
经　销：全国新华书店
印　装：天津盛辉印刷有限公司

开　本：160mm×220mm　　　16 开
印　张：18.75
字　数：207 千字
版　次：2020 年 6 月　第 1 版
印　次：2020 年 6 月　第 1 次印刷

书　号：978-7-5126-6729-7
定　价：58.00 元

目录

contents ● ● ● · ·

contents

contents ● ● ● ● ●

contents

痛苦的意义

致敬每一个在痛苦中自省的灵魂

痛苦的意义

—— 致敬每一个在痛苦中自省的灵魂

一

　　我知道，你一个人，穿越千山、不远万里，风尘仆仆地来到我的面前。你一个人，逃离了生活的牵绊、工作的缠绕，满身疲惫地来到我的面前，成为我的催眠个案。你在我面前低低地啜泣、深深地叹息，都是因为"痛苦"二字。

　　这些痛苦，可能是情感的创伤、事业的迷茫，也可能是身体的疼痛、心灵的惆怅。

　　我无法想象，在那或长或短的生命中，你经历了那么多不堪回首的往事和无法言说的苦楚，却在每天太阳升起的时候，依然强作笑颜、泪不轻弹地去面对慌乱的生活、烦琐的工作和最最亲密的人。

每一步向下的沦陷，一寸寸吞没你的肌肤，却让你的心灵在黑暗的深夜里慢慢醒来；

每一步向下的沦陷，一点点消磨你的生机，却在你的内心催生出一份求生的渴望；

每一步向下的沦陷，无法阻止的坠落，却在无形的势能中反弹出一份向上的力量！

所有的痛苦，不是将人毁灭，就是将人唤醒。人世间，唯有痛苦，才会真正地让人停下来，审视周围，反思自己；也唯有更深的痛苦才会让人置之死地而后生，绝地反击。

终于有一天，在四面楚歌的围困之中，你决定出走，去寻找完全不一样的生活。终于有一天，你来到了我的面前，小心翼翼地揭开一层又一层的面具，赤裸裸地面对一道又一道的创伤，为了寻找一份答案，揭开一个谜底。

痛苦就是这样推动着我们，引领着我们，坚定地走上寻找心灵世外桃源的道路。这个过程就像《桃花源记》中记载的那样：秦时战乱，生灵涂炭，生存的痛苦，让人们挈妇将雏，背井离乡，在经历千辛万苦之后，终于找到一处"土地平旷，屋舍俨然"的安宁世界，守着一份"阡陌交通，鸡犬相闻"的恬淡时光，过上"不知有汉，无论魏晋"的世外生活。

有多少人在羡慕着你外表的光鲜，他们觉得你是集万千宠爱于一身的傲娇公主，是在无硝烟的商场博弈中战无不胜的王者，他们觉得你在东倒西歪的生活中早已练就了铜墙铁壁，根本不相信你会有那么深的痛苦与绝望，有那么多的挣扎与沮丧。毕竟，哪个人不是在七荤八素、霸道蛮横的现实生活中藏起一肚子的委屈？哪个人不是在一波未平一波又起中辗转应对？

但是，人与人对痛苦的最大承载值是不一样的。而且，对同一个人来说，在别的地方，吃多少苦，受多少累都可以，唯独在这件事、这个点、这个人身上，你痛苦的承载值就特别特别的低，低到再加一根稻草就可以轰然倒地、一溃千里。

谁也不知道在你强装镇定、淡然一笑的背后，已经开始咽下委屈、擦干眼泪，郑重地警告自己——要么彻底毁灭、要么破茧成蝶！

司马迁曾言："夫天者，人之始也；父母者，人之本也。人穷则返本，故劳苦倦极，未尝不呼天也；疾痛惨怛，未尝不呼父母也。"

当你无数次地追问苍天、追问大地，是什么让你经历这一切、承受这一切，而追问之后只有你愤怒的余音在不断回响的时候，一场向自己内心寻找答案的探索之旅就这样开始了，而这旅程的起点就是"痛苦"二字。

二

当你坐在我的面前告诉我，你想移除现在的痛苦，脱离现在的困境，渴望一种舒适自在的状态时，我会肯定地告诉你，当然可以，只要你愿意！

当你告诉我说，你隐约觉得有一种全新的生活在远处召唤，生活原本就不该活成现在的样子；你隐约地觉得生命有一种更广阔的图景，有一些更重要的事情需要去经历、去完成。我很赞成你的说法。

我问你，你是否真的相信你值得拥有、配得上享受那么美好、那么圆满的生活状态？你是否有勇气放下固有的思维模式或沉重的人生过往？是否有勇气改变自己，超越现在的困境，直达全新的状态？

周围的空气有些凝固，我的提醒似乎阻挡了你向往新生的热情。但是，放下，是一条必经之路。我仔细地看着你表情的变化，感受到此刻你在两种心态之间摇摆不定，一端是不敢，一端是不甘。

你不敢放下如同鸡肋的现在，不敢放下你熟悉得漫不经心就可以应对的工作和已经形同陌路的感情，你确定这些不够好，不是你最想要的，但是你不确定放下这些，你是否会拥有更好的、更适合你的。

同时，你还不甘心放弃现在所拥有的一切。选择时，你也曾辗转反侧地苦思过；选择后，你也曾无怨无悔地付出过。这一路走来，你爱了这么久，却没有得到你想要的结果。你还想再拼一把，再冲一次，来证明一切都没有错。

你不甘心就此放下、就此改变。你会觉得好像一旦放下，就意味着你满盘皆输，一败涂地；好像一旦离婚，所有曾经真挚的情感、快乐的时光都一同埋藏；好像一旦转行，所有求学的艰苦、业务的积累、人脉的经营都将百无一用，一笔勾销！

不是的。所有走过的路都不会是人生的弯路。

所有真心的付出都不会付诸东流。

所有的痛苦都不是没有意义的。

所有的失去都会以某种方式回归。

一切的经历，都会在某些方面或多或少地打磨着我们、规范着我们、成就着我们。

可能你会反问，每一次回放重播过往，全是痛点与泪点，哪有什么收获和成长？唯一希望的就是一觉醒来，生活中的意外与劫难消失得无影无踪。那么，我们可以从反面"包抄"，换一个切入点：如果没有这件事，你就不会明白什么道理？

其实，如果不发生这件事，就不明白的道理，就是这件事情发生的意义。

借由这个问句走上这一条向内反思的道路，你可以继续追问，从这些痛苦中，你看到了什么？明白了什么？学会了什么？

如果你一直处在愤怒、委屈的情绪中，无法平静地面对一件事情、一段感情的结果，一直质问"为什么是我"，那么，我们也可以从反面思考：人人平等，"为什么不能是我"？

后一种问法，好像具有一种魔力，它可以瞬间把人带出情绪的状态，在承认事实、面对事实的情况下，冷静地开始检查自己，寻找答案。"既然是我，就看看怎么解决问题吧！"

渐渐地，你就会放下痛苦的经历带来的各种情绪，认真地去思考这件事情发生在你的生命中，把什么样的礼物也带进了你的生命中。

其实，每一份痛苦的深处都会埋藏一份生命的礼物，等待我们超越痛苦，抵达那里。向下沉陷和向上突破的力量是平衡的。

如果我们有机缘轻而易举地结束痛苦，而没有痛定思痛，发现痛苦背后的深意，那么，我们就浪费了在这次经历中意识频率"突飞猛进"的机会。

所有过往的经历，只是春日里的耕地播种、夏日里的浇水锄草，等待秋日里的瓜熟蒂落、颗粒归仓。

如果一个人没有新的感悟和收获来修正之前的信念模式，改变之前的反应回路，产生痛苦的原因就会一直在那里，类似的问题随时还会发生，直到我们经历更大的痛苦，从痛苦中惊醒，痛苦的意义才最终呈现，由痛苦引发的疗愈和成长才真正发生。

三

每一种经历，包括痛苦的经历，都是人生中一份春种夏锄的耕耘。我们从这份耕耘中获得多少收获，不仅看天时地利，还要看我们自己的反思与领悟。

你用爱的眼光，发现了孩子的可爱，于是你很开心；你用挑剔的眼光，发现了同事的可恶，于是你很生气——原来，自己才是整个人生剧情的主导者，你可以决定自己站在哪个角度打量周围，你看到的世界，就是你内心的风景。

你有力量为自己做出一种选择，同时，你也需要为自己的选择负责，即使是一次迫不得已的选择，你都无法逃离这份选择的结果。

佛陀在出生的时候说："天上地下，唯我独尊。"这个"我"，不是如来，不是佛陀，而是我们每一个人。"独尊"就是拥有最大的力量，决定着一切的运转。我们每个人行走在宇宙天地之间，都决定着自己的命运，是自己的主宰。我们自己要尊崇自己、珍重自己、保养自己。这是佛陀出生后的第一句话，也是我们每个人还未经历世俗沾染时最纯真的初心，是我们的赤子之心。

你可曾在每一件事情的背后，认识到我们最初本心的状态？

你是否相信我们真的拥有"天上地下，唯我独尊"的力量？

你是否相信所有的痛苦都是我们自己创造的，所有痛苦的发生都是用来提醒我们、修正我们的？

你是否相信，这一类的痛苦在我们想明白这一点之后就不再发生，因为痛苦的意义已经达成？

我已经不记得有多少次，陪伴着个案，在催眠的过程中，透过层层叠叠的痛苦，反复经历和印证这样的过程。

《老子》有言："为学日增，为道日损，损之又损，以至于无为。"我们还有很多限制性的信念，等着我们每一份痛苦的发生，来提醒我们，可以在哪个"课题"上继续成长、继续放下。就好像只有脚的疼痛，才会发现鞋子已经不合适了，需要换了；衣服小了才会发现，我们又长高了、长大了。难道我们不应该感恩疼痛和不适的提醒，反而去怨恨一双鞋、一件衣服？

正是经由这一份又一份的痛苦，我们收到一份又一份的礼物，收回一份又一份的力量。借助这些力量，我们可以引领自己攀升到一个更高的生命层面，在那个高度上，我们会发现，曾经的痛苦的本质是阻止我们偏离生命目标的保障，是引领我们不断向上的动力。当我们借由它们实现生命的跨越和突破时，我们就可以拿回自己未知的那部分力量，创造生命无限的可能。

于心灵而言，"行万里路"也是一种体验，各种所谓不幸与痛苦也只是灵魂的一堂课，只要可以让我们经历，只要最有利于我们成长的，我们的潜意识①都会指引我们去选择。

就像《庄子》中所说的那样，把在人世间行走的自己，当成那个真正的我在这个世界的投影，"一龙一蛇""一上一下"，不管这个影子经历多少艰难险阻，那个真正的我，都会"浮游万物"，毫发无伤。

这时，你就会发现，经历的本身没有好与坏，所有的经历只不过是为了体验；所有体验只是为了学习；所有的学习，只是为了成长。这些成长丰富了我们的心灵，提升了我们的心力，开阔了我们的眼界，让我们一门一门地学习功课，学会接纳、学会勇敢、学会舍得、学会信任……看看我们在有限的人生中，能够完结多少课程，积攒多少能量。

当我们借由这些经历突破种种的限制，我们就会越来越放松，越来越自在。那时，不管我们身在何处，都不慌张、不恐惧、不控制、不计较，都可以信任"高我"的安排，真正明白"一切都是最好的安排"。

---

① 潜意识：这里说的潜意识不同于传统心理学中所说的"潜意识"，具体解释请见《催眠现场1：情感之困》附录《什么是量子催眠疗法？》。

四

　　所有的这些启示，都是我在成为一名职业催眠师后次第经历、慢慢明白、最终确认的，我也是借由着一次又一次的催眠不断地突破和成长。

　　你也许会认为，催眠太奇幻了、太可怕了，催眠师会决定着你看到什么、说出什么。其实，在催眠的过程中，你会看到什么、经历什么，完全不是催眠师可以左右的。

　　有些个案看到的是一个情绪饱满、结构完整的人生故事，从生到死的各种细节真实到让人确信自己真的曾经那样经历过；有些个案看到的就是形式更抽象、内容更模糊，忽然这里、忽然那里的片段式的情景，更具有象征性和表现力，看起来却不那么真实。

　　之所以会有这样的差别，是因为每个个案的能量级别和思维习惯的不同。让我打一个比喻来说明这个问题：

　　要给幼儿园的小朋友讲清楚从家到学校的距离很远，要注意安全这件事，先要画一座有爸爸妈妈、有床和沙发的房子来代表家，再画一座有老师、小朋友和国旗的房子代表学校，中间再用双线画出一条长长的、弯弯曲曲的道路，路上还要点缀树木、红绿灯和斑马线。全部画好了，对着这些图才开始讲道理。讲述时还要加上什么听话的小鸡和淘气的狐狸之类的形象。

　　如果给高中生讲同样的道理，我们只需要画一个点代表家，另一个点代表学校，中间一条直线代表道路，最多再画几条交叉线代表大的十字路口就足够了。

如果给我们家长讲孩子上学、放学要注意安全，就可以不用图画呈现，直接强调一下安全的重要性就可以了。

当然，催眠中看到场景的多少和详略，并不是由领悟能力的高低来决定的，只是"因材施教"罢了。所以，不能以看到了什么、没有看到什么、画面是否清楚、细节是否丰富来评判一次催眠的成功与否。真正在幕后主导这一切、安排这一切的是我们每个人的潜意识。

而我作为一名催眠师，只是催眠过程中的陪伴者，不审判个案过去的对错，也不决定个案未来的方向。有一个很好的比喻可以说明催眠师在个案人生旅程中所起的作用。跟上我的节奏，进入这个比喻：

你的意识就像是一位司机，你的身体是你开的一辆车，你的潜意识就是这辆生命之车上的原装导航仪，已经设定好了今生的路线图和目的地，也就是早就规划好了你的人生功课和使命，知道你经过的每一座山、每一条河、每一个人。

现在你开着开着车，过着过着日子，忽然发现迷了路，甚至忘了自己的规划，忘了车上还有导航仪。或者你知道车上自带导航仪，却不知道怎么打开。于是你邀请一位陪驾来到车上，进入你的生命行程。这个陪驾就是催眠师。

陪驾坐在副驾驶的位置上，首先起到的作用是陪伴和安慰迷失方向的司机，让你慢慢地安静下来，感受温暖和放松。但是，作为陪驾最重要的工作是让你听到车上超级导航仪的声音。

陪驾用跟你聊天的方式这里拧拧，那里按按，经过一番努力，你终于可以听到全知全能的导航仪的声音了。有了这个导航仪，你既可以从容地查找休息区域、避开拥堵路线，又可以自由地选择是最短路线、最少红灯还是避免高速收费的路线，还可以明确知道目的地的方向、距离目的地还有多远……可以说导航仪在手，全程无忧。

调整好了导航仪，陪驾就可以下车了，要知道，催眠师只是你的陪驾员，而不是代驾员，方向盘和油门一直都在你的手里。接下来的行程中，听不听导航仪的话，快速还是慢速行驶，都是你自己的选择，没有哪位催眠师能够决定或替代你接下来的旅程，也没有哪一位催眠师会陪伴你走完全程。

做了很久的催眠，我渐渐发现，每一个催眠案例的背后都有一个圆满的套路，那就是个案借由痛苦情绪的推动，走上自我反思、自我追寻的道路，当个案准备好了足够的勇气，可以敞开和面对自己的时候，就会在潜意识的带领下，开始穿越痛苦的幻象，层层脱落不属于自己的面具，发现自己真实的样子，实现人生剧情的翻转。

我觉得看到这个游戏规则的你，可以试着利用这个规则，去突破自己当下的困局。如果你不知道具体如何去做，书中的案例生动形象地展示了一些突破困局的过程。这些文字的背后都是有力量的，它们会像光一样照进你的内心，让你在黑夜的探索中感到一丝温暖、一点指引。

这也就是我写下这些文字的目的，不仅照亮你，也照亮我自己。

流静

阅读指南

（对于读懂此书很重要）

READING GUIDE

阅读指南

一

书中所有的故事都来自作者真实的催眠案例。为方便读者阅读，作者对这些案例进行了艺术加工，主要做了以下几方面的工作：

一、文章中所有个案的名字都是化名，所有个案不希望透露的个人隐私或者催眠细节都已经隐去。催眠态中过于简短、恍惚的镜头已经删除；个案问题清单上反复出现的同一类问题已经精简归纳；潜意识特别跳跃、错综复杂的思路，已经调整成读者更容易理解的逻辑次序。

二、最大限度地删减催眠师说的话。删而不录的内容包括催眠的引导语，情景回溯中的提问引导，与潜意识对话中重复、确认潜意识的话，以及安慰鼓励个案的话。删去这些枝蔓，保证文章更多的篇幅用以呈现个案在催眠过程中的经历以及潜意识的智慧，这些是文章最有价值的内容。

三、本着删繁就简的原则，在保留个案语言特色的基础上，修改个案在催眠状态下断续啰唆、支离破碎的语言，争取以最简洁、高效的词句表达催眠状态下呈现出来的复杂的剧情、丰富的情感、深刻的智慧。

二

书中大部分的文章结构采用了金镶玉的形式，一头一尾加中间主体部分。开篇是"引子"，一般记叙作者写这篇文章的初心，催眠师与个案在见面之前的交流等，为正文的展开做铺垫。全篇的收束部分是"催眠师说"。一般是对文章中的某一点，从催眠专业的角度给予分析和补充，对整个催眠发出感慨等。文章中间的主体部分，大都是依据一场催眠自然的流程划分为以下几部分：

一、"与个案面对面"一般会记录催眠师与个案面对面聊天的情况，包括催眠师对个案的主观印象、个案过往的人生经历、个案现在面临的主要困惑等。

二、"情景回溯"记录正式进入催眠状态后个案看到的情景。在实际催眠的过程，这部分内容是由催眠师和个案以一问一答的形式完成的，为使行文简洁、故事流畅，文章中改成由个案自己讲述的形式呈现出来。这往往是一场催眠中精彩纷呈、脑洞大开的地方。

三、"与潜意识对话"采用一问一答的形式高度还原了催眠现场催眠师与潜意识对话的场景，是每篇催眠中信息浓度最高、智慧最深的地方。为节省版面字数，用"催"字代表"催眠师"，用"潜"字代表"潜意识"。个案生活中的困扰与情景回溯的内容在这里被巧妙地联系起来，值得前后对照，反复阅读，细细思量。用心的读者一定会从这一部分的文字中看到自己的影子，获得解决困惑的答案。

催眠中所看到的故事，与个案的生活到底有着怎样幽微的联系，这是在催眠中潜意识会说清楚的问题。我曾经跟一个朋友谈催眠时举了一个例子。催眠中出现的各种情景都是一场精心编排上演的大戏，而之后与潜意识的对话，更像是演出结束之后，邀请剧目主创人员从幕后走到前台，跟大家细说创作的思路和场景的深意。在这个环节，会有更多的谜底被揭开，直截了当地表达出来。

四、"余韵尾声"部分，或者是记录催眠当天个案从催眠状态中出来后，对催眠过程的回顾和感叹，或者是记录催眠结束一段时间后，催眠师与个案的互动，是对一场催眠的总结以及这场催眠在个案后来生活中的回响。

本书的《附录》部分收入了作者撰写的两篇文章，是对催眠技术的高度总结和深入解析，与正文中实录的风格不尽相同，但可以丰富和加深读者对催眠、特别是量子催眠的了解，辅助对本书内容的深度理解，所以，一并收入在这里。

所有的疼痛，
都是潜意识的提醒

所有的疼痛，都是潜意识的提醒

我们出生，是身体的出生；我们死亡，是身体的死亡。

在生与死之间的这一生，是我们依靠身体在人世间穿行的过程。吃饭睡觉、生殖繁衍、喜怒哀乐、游戏体验，没有哪一项可以脱离和超越我们的身体去实现。我们用尽一生的时间，精心地供养我们的身体，用力地遮蔽或展示我们的身体，以身体作为工具和赌注去实现我们的梦想和野心；等到功成名就，马放南山，再回过头来犒劳我们的身体、保养我们的身体，以求寿终正寝。纵观一生，我们会理所当然地认为，身体就是我，我就是身体。身体的皮肤，就是我们在这个世界上版图的边界，身体之内，是自己；身体之外，是别人。

其实，这只是有形世界里的游戏规则。

人，生而完美，我们的身体是极其智慧而伟大的，绝不只是我们日常看到、摸到或者感觉到的那个肉体的部分。身体的出厂设置经过非常周密的考虑和独特的设计，以各项功能支持我们借由身体来体验和完成我们独特而精彩的一生。所有做过量子催眠的人都能够真实地感受到，我们的身体可以跟两个世界保持沟通连接，一个是灵性的世界，一个是物质的世界。——前者是永恒的，后者是短暂的；前者是未知的，后者是可见的。身体是两个世界之间的传感器、接收器和执行者，有着强大的自我校正、自我疗愈能力。身体即使偶尔出现问题，也会及时得到修复。

所以，你知道吗？身体的各种疼痛，都是我们潜意识的"有意为之"：即通过身体这个显示器来提醒我们一些信息。潜意识不会无缘无故地让我们身体疼痛，坐立不安，吃尽苦头。潜意识并不会用这种笨方法来"惩戒"我们，他并不是那么严酷无情，他只是在提醒我们看到一些没有看到的真相。至于为什么要选用身体的疼痛来作为潜意识的使者，大概是因为我们与身体日夜相守，片刻不离。

茱莉亚·侃南写了一本叫《灵魂在说话》（Soul Speak）的书，总结记录了我的催眠老师朵洛莉丝·侃南在她四十年的催眠职业生涯中发现的身体问题背后的原因。在这本书中，茱莉亚把身体的疼痛比喻成灵魂向我们的呐喊，提醒我们学会透过身体症状去聆听灵魂（潜意识）的真实意图，让我们可以通过身体所传递的信号知道自己哪里出了问题，如何调整和疗愈自己。

身体关于病痛的语言是丰富而自成体系的，世界上很多的身心灵大师的书籍中都不约而同地传递出了类似的信息：身体每个部位的疼痛都有相对固定的解释，如：

头疼一般表示紧张焦虑，有压力，有思想的对抗和挣扎。

喉咙部位的病痛代表没有表达出自己真实的情绪，有重要的话一直没有说出口。整个喉咙部位的问题，如甲状腺问题都在催促你、提醒你，其实你有话要说。

胃是容纳和消化的器官，这里的问题表示你无法"消化"某些事，你对一些事情的情绪一直在影响着胃的健康。

肩膀的问题一般跟责任有关，承担了太多原本不属于自己的责任。

腰部是身体的支持系统，所以腰部的问题代表你觉得自己缺乏支持，感觉别人不支持自己的信念或行动。

腿脚的问题一般表示没有朝着自己想要的方向前进。或许你已经想了很久，但是你害怕因此而带来的未知。

......

除了身体某个部分表达的信息不同，身体的左右两侧也有不同的含义。如果是身体的右侧疼痛，它的原因是现在、目前所发生的事情；如果是身体的左侧疼痛，那么表示原因是在以前，小时候或者更遥远的前世。

在身体具体部位的问题之外，如整体性的过度肥胖，是因为想要保护自己，让自己变得没有魅力，不再会引起别人注意，受到伤害；过度的消瘦是想让自己消失掉，不想占据着任何的空间，因为你会觉得自己不值得占据空间。

身体系统性的问题也各有其相对固定的信息，如：糖尿病是生活中缺少甜蜜的感觉；呼吸系统的问题是生活太压抑，缺少自由的感觉，无法自由呼吸；心脏的问题是有极大的控制欲，总是试图控制一切。当然，这样说起来有些笼统，具体的情况也更为复杂。

身体疼痛的语言，不仅体现在身体疼痛的部位上，还体现在疼痛给人传递的感受上，刺骨的巨痛、麻木的肿胀还是隐隐的瘙痒，提醒人需要注意的信息也是完全不同的。仔细辨别这些疼痛的感觉与生活中哪些人、事、物给我们的感觉是一致的，疼痛的原因可能是你不想看到的某个地方。

当然，身体问题的原因是极其复杂的。催眠中会发现，很多身体疼痛的原因来自前世的伤痛或死亡时的记忆。很多莫名其妙的偏头疼是因为某一世死于头部的创伤。很多身体的胎记，就是某一世死亡时的伤口。有人会问，如果我们曾经有无数次轮回和无数次的伤害，为什么是那一世的伤痛带到了这一生，并在身体上体现出来？我想，更多的是因为不同的两次人生里有相同的情绪在共振，这些情绪唤醒了之前的记忆。这些身体的问题呼唤我们要重视和处理我们花费了好几生要面对和解决的这一课题。

此外，身体的疼痛还会因为意外事故而产生。而所谓生活中的意外，就是潜意识紧急踩了一脚刹车，提醒和规劝我们不能这样继续下去了，先停一停、想一想，什么才是我们该走的路。

还有一些身体的问题，是前世中一些特别的誓言的结果。如一个人脖子无法自由活动，只能侧向一边，催眠中发现，是他曾经伤害了很多人的性命，他自己在惩罚自己。一个性冷淡的人，可能是曾经纵欲放荡，临终前发誓要禁欲自省。这些也可以说是业力的平衡问题。

身体的问题一般在开始的时候都会很轻，如果你不注意，它才会一点点地加重。它用疼的方式向你喊话，疼痛越来越重，声音越来越大，一直大到让你无法忽视的程度。茱莉亚在其书中说："癌症是最后通牒的手段之一。当所有送出讯息的努力都失败了，身体就必须采取更激烈的手段才能得到你的注意，让你看到问题，停下来重新思考你在做的事，重新想想你是谁。疾病迫使大家内省，也许是这辈子以来第一次内省。"

"迫使大家内省"，这就是身体所有的病痛存在的价值！我们的潜意识可以强大到让我们生病，也可以强大到让我们看到真相，释放情绪，达成谅解，把过去留在过去，让生活重新开始，疾病瞬间得到疗愈，疼痛立刻消失不见。这没有什么可奇怪的，信念转变，身体的问题自然就没了，如同故障解除，报警器就不呼呼作响了一样。

即使感受到了潜意识的智慧和力量，也并不是所有的人都有勇气相信自己是完美的、是被爱的，相信自己可以按照自己的想法过自己想要的人生。因为被束缚、被压抑太久了，我们需要一段时间，在生活的夹缝中，慢慢地探出头来，呼吸一些新鲜的空气，再试着伸展一下手臂，原地跳一跳，确定自己真的是自由的。这时，我们可能就需要更多一点的时间，慢慢地打破自己原有的信念，建立一种新的生活模式。随着我们日益成长，病痛也会越来越轻，最终消失。

台湾的谭杰中老师在讲《庄子》时说："病，是潜意识写给显意识的一封情书。这封情书写得情真意切，只是有些晦涩难懂，但是，如果我们的显意识读懂了潜意识的意思，听到我们心灵深处的呼唤，这封情书的使命就完成了，病就好了。"这个比喻是我见过的对病痛最唯美的解释，我为这个比喻的智慧和温情深深感动！

作为一名催眠师，我很少用力去搞清楚个案的身体问题具体叫什么名字，需要吃什么药物。我更在意个案身体疼痛的位置和疼痛的感觉，这种感觉是否似曾相识。在疼痛出现之前发生了什么事情；在疼痛出现之后，个案有什么转变。如果疼痛是间歇性的，那么在什么时候更严重，什么时候根本感受不到。我们在忍受疼痛的时候，意外地获得了什么好处；如果疼痛消失，你最想做的事情是什么。顺着这些问题大家也可以去自我思考、自我发现，破译疼痛给我们带来的潜意识的信息。也可以只是在夜深人静的时刻，与我们的身体，与疼痛的感受进行一场最真诚的对话，轻轻地抚触自己的身体，温柔地问它，你想告诉我什么……

面对身体的病痛，有人怨天尤人，哀叹不绝，将自己放在身体疼痛与情绪疼痛的双重碾压之下，恶性循环，越陷越深。而有人看似意志坚强、隐忍不语，其实却对身体的疼痛、潜意识的呼喊置若罔闻、我行我素。

而总会有那么一群人在灵性之光的照耀下，按图索骥，由物质世界身体的现实问题出发，探索未知世界里潜意识的提醒。

本书记录的就是这样一群勇敢而可爱的人，他们从自己的身体问题出发，在催眠中发现了一个更广大时空下的真相，而我们每一位读者，都可以从他们的发现之旅中给自己的问题找到一些启示。

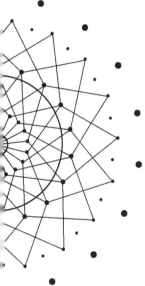

　　我之前见过进平一次，对他的印象极好，年轻有为，儒雅淳厚，不像是个商人，倒有几分学者的气质。就是那次见面，进平说要找我做催眠，我以为他只是说说罢了，并没有当真——毕竟，我遇到的对催眠抱有极大的好奇心，却一直在围观犹豫的人太多了。没过几天，他直接把费用转了过来，问我哪天有空，我才知道他是说真的。

催眠实录

HYPNOTIC RECORD

（这里有九篇催眠现场高清回放）

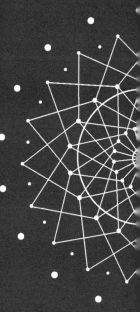

偏头疼

引子

    我之前见过进平一次，对他的印象极好，年轻有为，儒雅淳厚，不像是个商人，倒有几分学者的气质。就是那次见面，进平说要找我做催眠，我以为他只是说说罢了，并没有当真——毕竟，我遇到的对催眠抱有极大的好奇心，却一直在围观犹豫的人太多了。没过几天，他直接把费用转了过来，问我哪天有空，我才知道他是说真的。

一 与个案面对面

虽然见过一次面，但是对进平的具体情况并不了解。我问他从小到大生活、学习的经历，他说，当年从村子里考上名牌大学，在当地也算是轰动一时。我很好奇，问他是什么大学，他才说是清华大学。他说，他很少跟别人提自己是清华大学毕业的，感觉毕业了就要靠自己的本事闯社会，不想借着母校的光辉证明自己的实力。这句话给了我很深的印象。

他大学毕业之后，去国外读了几年书。回国之后的几年内，他顺利地成家立业：一是跟初恋女友结婚，生了两个漂亮的女儿；二是利用自己的专业优势和国际化视野开始创业，很快赚下了人生的第一桶金。现在的他，不到 40 岁，家庭幸福美满，事业蒸蒸日上。但他依然觉得自己好像还有未知的使命需要承担，未知的道路需要开拓。他最近也试着开拓几个新的项目，但不知道哪个才是他未来的方向。

我问他身体情况如何，他说身体还算好，只是有一个问题，就是会莫名其妙地偏头疼，已经是十几年的老毛病了，国内国外，中医西医，不知道看过多少医生，吃过多少药，都没有见效。每次偏头疼，都没有征兆，来无影去无踪的。所以，也没有办法注意和预防，只能听天由命地随着它疼了。有时两三天会疼一次，有时十来天会疼一次。他感觉已经没招了，只能备着止疼片，什么时候疼，什么时候吃点药压一压、缓一缓。

聊到最后，我们两个人面对面坐着，感觉没有什么要说的了，就开始催眠。

二 情景回溯

按部就班地进入催眠状态后，进平开始跟我描述他看到的场景：

我是一个读书人，我穿着黑布鞋、蓝衣衫，戴着帽子，手里拿着一把扇子。我一个人在湖边散步，湖里有一片茂密的芦苇，水面上倒映着一轮明月。一阵凉风吹过，心旷神怡。静夜中，我一个人思索着古圣先贤的话，踌躇满志。

那一天，我考中了进士，我骑着高头大马，随着敲锣打鼓的队伍一起游街庆祝。我要回家向我的家人报告这个好消息！我来到了我的家门前，这是一座很破的房子，家里只有我父亲一个人，他已经很老了。送走前来祝贺的亲朋好友，我急忙脱下刚才庆祝时穿的新衣服，换上了平日里穿的蓝衣衫，我要去找一个人，向她报告这个好消息。那个重要的人是邻村里我喜欢的一个女孩，我喜欢她已经很久了，却没有说出口。我在村子里找了好久也没有找到她，打听了几个人才知道，她已经跟别人结婚了，离开这个村子了。我很伤心，感觉考上进士又如何呢？错失美人，要功名又有何用？

后来，我在朝中做官了，朝中的老臣都想通过联姻来笼络我这个新科进士。我也要结婚了，但是我不怎么高兴，因为我不想结婚。新娘是一个重臣的女儿，我只能接受这个安排。我们婚礼的场面十分热闹，但是这个热闹是他们的，与我无关。

在繁复的婚礼过程中我悄悄地跑掉了，跑到了后山的一座庙里，与方丈交谈了很久。我们一直聊到晚上月亮升起，我不想回家，我给方丈师父跪了下来，表明了我的苦衷，希望他能收留我。但是方丈听完我的话转身就离开了，他觉得我应该回去，不能留下来。我开始抱头痛哭，身不由己，我还是回去了。

我见到了我的岳父，那位三朝重臣，我跪在地上向他解释，希望他能够原谅我。岳父很生气，一直背对着我，没有等我把话说完，就拂袖而去！新娘子走过来抱着我一直不停地哭，她并没有怪我，只是希望我能够真正地回心转意，不要抛下她不管。我跪在那里，拼命地用手中的扇子敲打自己的头，我也恨我自己，我都做了什么呀！最后，新娘子也走了，整个堂厅里只剩下我一个人，屋檐下一溜儿的大红灯笼凄惨地在风中晃动着……

后来，我看见自己坐在一间茅草房的地上，给一群大人讲书。我讲得很好，大家都用敬佩的目光看着我。就在这时，忽然冲进来一群官兵，把我抓走了，他们认为我讲了不该讲的东西。一直到把我关在监牢里，我也没有承认我的错误。我的学生买通了卒子，使我在监牢里也可以一直看书。经常会有我的学生来看我，带来纸和笔，要我把我还没讲完的东西写下来。

（虽然催眠师不能带着自己的期待，预设和引导故事的发展，但我的内心好像一直等待着故事的转机，等待着那个三朝重臣的岳父可能伸出救援之手，救此人于危难之中。我甚至还在想，他会不会答应岳父提出来的交换条件。但是，故事根本没有沿着这条线路发展，潜意识自有他的安排。）

我生命的最后一刻还在监牢里。这时，我的头发已经白了，有些咳嗽。有一个学生来看我，我把写完的书包在一个包袱里交给我的学生。我对他说："我要做的事情已经做完了，我该走了，剩下的就是你们的事情了。不用再来看我了。"

他走了以后，我就咽气了。我能感觉到我从那里飘离了出来，飘到半空中。从那里可以俯视一切，包括我刚刚结束的一生……

三　与潜意识对话

催：您为什么要展示这一生给他看？是想告诉他什么？

潜：他有未完成的事业，要完成他那一生没有完成的事情。还他欠的人情，传播他的理论。

催：他从他这一生学习到了什么？

潜：一定要坚持自己要做的事情。

催：这一生中的人有没有谁出现在他的今生中？

潜：有啊。那个他喜欢的、他考中功名时已经嫁人的女孩子，就是他今生的妻子。所以今生他们早早就相遇了，结婚在一起了。那个岳父就是他今生的父亲。那个妻子，是他今生的大女儿。她一直特别爱哭，特别爱黏着他。他的一个学生是他今生的小女儿，特别聪明，听他的话。

催：刚才说到还他欠的人情，主要是谁的人情？

潜：欠他岳父和新娘的人情，就是他今生的父亲和大女儿的人情。

催：他要怎么向他的父亲还这个人情？现在还完了吗？

潜：还没有还完。他要做好他的事业让他父亲高兴。他高中时一下子头脑开窍，考上清华大学，这让他的父亲特别高兴，也是在还他的人情。

催：如何还大女儿的人情呢？

潜：要呵护她，用更多的时间去陪她、爱她。要让她自由发挥，做她自己喜欢做的事情。

催：对他的小女儿呢？

潜：小女儿是他那一生的学生，一直坚定不移地支持他，所以他需要感恩他的小女儿。

催：这是他要还的人情，已经很清楚了。他要传播的知识是什么呢？他已经知道了吗？

潜：是的，他已经知道了。

催：他未完成的事业是什么？

潜：他要继续去讲课。那一生中还没有讲完，这辈子要继续做。

催：讲课？他最近特别喜欢阳明心学，也在用心学习。是让他去讲阳明心学吗？

潜：不是，是要讲他自己的东西，不是现成的别人的东西。

催：他一直不爱在人前说话，他会喜欢去讲课吗？

潜：会的，他会喜欢的。他不喜欢说话，是因为他前世因言获罪，对今生还是有些影响，所以不喜欢在人前说话。其实他很会讲的。

催：进平有些问题需要您来帮他解答，可以吗？

潜：好的。

催：进平觉得自己做事情有些优柔寡断，犹豫不决，为什么？

潜：一个字——"怕"。害怕对不起别人。他过去欠别人的太多了。

催：您能给他一些建议吗？

潜：不要怕，做自己想要做的，只管去做。（只是寥寥几个字的回答，却充满无限的力量。现场的能量感不是这几个字可以传递出来的。现场的能量会给个案非常强有力的冲击和信心。文字无论如何也无法传递出潜意识全部的智慧和催眠现场的力量。）

催：他问，他是否应该集中精力学习阳明心学。

潜：是的，这对他很有帮助。

催：他想知道，他还需要学习什么。

潜：学完阳明心学，他就知道再去学习什么了。

催：他大概什么时候就能学完阳明心学的体系？

潜：三年吧。

催：他问，他是不是该让自己成为一个"仁者"？

潜：是的。

催：他想让自己内心更加强大，思路更加开阔，他需要怎么做？

潜：认真学习阳明心学，他自己会知道的。

催：如何整合他了解的儒、释、道、基督、天主教这些体系的内容？

潜：他要以儒家为本。

催：他说，他对佛家也特别有好感？

潜：但是他机缘未到。这就是为什么那一生他可以与方丈交谈到深夜，却没有留下来。

催：他最关心的问题是：他今生的使命是什么？

潜：传播。他先去学习阳明心学，然后把他学习的东西结合自己的经验变成自己的东西再传播出去。

催：怎样才能更好地完成他今生的使命？

潜：学习。

催：如何学习？

潜：找名师指点。（催眠结束之后进平说，他最近还真的认识了一位对阳明心学有见识的高人。）

催：他的公司最近选择了传统服装设计这一个新的业务方向，与他的使命是一致的吗？

潜：是的。

催：他之前公司的主要业务呢，是他的使命吗？

潜：是一个过程，是他积累的过程。

催：关于他的身体，他有一个偏头疼的问题，是什么原因？

潜：现在他想得太多了，要给自己的人生做减法，他自己要减少杂乱的宽度，要有自己的深度。这个偏头疼也是因为他在那一生中自己用扇子打自己的头造成的。

催：他知道这个原因后，就可以瞬间疗愈这个问题吗？

潜：不可以，头疼是要经常提醒他，记得去还清那一生中的人情债。

催：如果他记得这个的原因，对他的父亲和大女儿做得很好，这个偏头疼的症状会不会消失。

潜：会的，三年。

催：三年？这有些长，能用更短的时间吗？

潜：如果做得好，会更短的。

催：进平特别希望自己公司的发展有更大的规模，他感觉大的规模对他很重要，这是为什么？

潜：还债，还他那一生中岳父的债。因为那一生中他的岳父是很大的官，有很大的格局，所以，他要做很大的事业，让他的岳父，也就是他今生的父亲满意，小的成就都不入他父亲的法眼。

催：进平说这一年来，他做人做事都有很大的变化，你怎么看待他的这些转变？

潜：这只是一个开始，以后的变化会越来越多，他在慢慢地找回自己。

催：在催眠结束之前，你还有什么话要对他说吗？

潜：做，赶紧做！专注和放松都要有。在工作的时候专注，在生活的时候放松。他已经知道了。

催：您能祝福他一下吗？

潜：他迟早会做到一个真正的自己，很快了。

催：非常感谢。

四　余韵尾声

从催眠中醒来，进平一脸幸福地说，我一直很奇怪，我妻子为啥对我那么好，原来我们上辈子就想在一起啊。

一年之后，我们再见面，聊起他的情况。他说，从上次催眠他坚定了继承传统的发展思路，自己读了好多古人的书，传统服装设计的业务已经开展起来。

半年前，进平跟我联系，说是介绍了一位朋友找我来催眠。我顺便问了他的情况。他说，从催眠之后，只是偶尔的头疼，情况比原来好多了。后来真的用了三年的时间完全解决了这个问题。现在，传统服装设计已经成了他的主业，在业内和国际上已经有了一定的知名度。现在想起来，那次催眠的过程，还是觉得很奇妙。

五　山外青山

美国著名催眠师迈克尔·纽顿在他的《灵魂之旅》中记录了一个偏头疼的案例，给了我很深的印象。故事的梗概是这样的：

个案赫丝特 32 岁，是一个强壮的女人，身高和体重都超过一般人的水平。她的问题有三个方面：一是工作虽然很成功，但是职业的铜臭味儿让她感到精神空虚；二是觉得自己缺少女人味儿，喜欢像男人一样去控制和挑战；三是有严重的头疼病，就在右耳朵的上方，虽然做过大量的检查，也找不出什么原因，只能归因于工作太紧张了。

在催眠的过程中发现，赫丝特最近几世做的都是男人，离现在最近的一世是在 19 世纪 80 年代，一个叫罗斯的男人。他是一位公诉人，他在工作中追逐名利，不择手段，渐渐自我迷失和价值观丧失，他对工作和生活厌烦透了。最终在他 33 岁的时候朝自己的头部开枪自杀而死，击中的部位正是赫丝特平时头疼的地方。

罗斯反思他这一生时说，因为他过早地逃避了，没有勇气面对困难，而是选择了死亡，意味着他还得回去，在新的一生中面对同样的困境，自杀，只是在浪费时间。在这一生中，他选择了一个女性的身份，他想尝试从不同的性别来解决他上一世没有解决的问题。但是，很遗憾，赫丝特再次重蹈覆辙，玩弄权力，利欲熏心，控制别人，无论在生意上还是生活中，她都跟上一世很像，继续迷失。催眠之后的赫丝特终于明白，她这一生，不是错误地选择了性别，而是应该好好珍惜这一生学习的机会，以女性的敏锐和直觉，给自己一个不同的视野，完善自己的灵魂，实现自己的使命。

赫丝特重复着罗斯这一生的课题，也在感受着罗斯那一生身体上的感受。找到问题的原因，记起自己来时的初心，去执行自己的原计划，这份疼痛也会改善，甚至消失。

催眠师说

从催眠经验来看，个案今生身体上的很多问题会在情景回溯的故事中找到答案，特别是与人生故事的结局，也就是与那一世死亡的方式有关。而且，死亡时创伤的位置和情绪都会对个案的今生有一定的影响。

不仅如此，情景回溯故事中的重大事件、重大转折，也会对个案的今生有重要影响。在这个案例中，新婚之夜是这个读书人一生的分水岭，标志着他前半生的读书做官生涯的结束和后半生教书坐牢的开始。这个读书人跪在堂厅的地上用扇子拼命地打自己的头这个动作是这一转折的高潮。人情是在那时欠下的，后半生没有来得及还，都留到了这一生。所以，用扇子打头这个动作作为那一生中重大事件中的创伤为个案今生的偏头疼埋下了伏笔。人世间，自有因果，真实不虚。环环相扣，延绵不断。

一个怕冷的女孩

引子

常言道：冰冻三尺非一日之寒。一次几个小时的催眠如何能够化解一个人内心的创伤或身体的疼痛？何况这些伤痛已经持续了几年、十几年，甚至几十年！这是一个很好的案例，在长达十个小时的催眠过程中，慢镜头回放了个案的人生经历与感受，展示了在潜意识的运作下，个案一点点地释放悲伤与愤怒、一点点地达成理解与原谅、一点点地找到温暖与爱的过程。这十个小时的转变很漫长、很艰难，但与个案前半生旷日持久、经年累月的伤痛相比，这转变又是那么地简单迅速，那么地轻松透彻！

一　初识未见

初春的早晨，我打开微信，看到一个叫"午阳"的女孩给我留言：

我现在身体寒冷和僵硬到了极限。我睡不着觉，蜷缩着身体，脖子已经硬得快不行了。我感觉到呼吸困难，甚至觉得可以不用再呼吸了。我极力控制着自己，不然就晕死过去了。我感觉到周围是满满的恐惧。现在室温是 14 摄氏度，我盖了两床被子，还是冷，能帮帮我吗？

我看了一眼留言的时间，是几分钟之前的事儿，彻骨的寒冷透过屏幕扑面而来。我开始给她回复：

我看到了"恐惧"二字，我觉得你是从内而外的冷，你可以试着引导自己慢慢放松下来。

屏幕上一直提醒："对方正在输入文字——"隔了好长的时间，终于发送过来一条：

我现在在国外，今天下午和几个外国人聊天，聊到理想，我的身体瞬间紧缩到极点，冷到极点。现在身体里面是彻骨的冷，外面却感觉在发烧，整个脸又红又烫。我感觉有东西要从我身体里出来，像是不好的东西，但是没有推动力，出不来也回不去，就卡在那里了。我走投无路了。

看着这段文字，我仿佛看到了她绝望的眼神。

我：我先用语音引导你放松一下吧，方便听语音吗？

午阳：可以，但我现在冻得快说不出话了，我要冻僵了。

我：你不用说话，你只需要听一下我的语音留言就可以了。

我开始用语音引导她放松，放松一段时间后，让她想象着头顶上方有一个大大的光球，比太阳还温暖还明亮，一直照耀着她、包围着她。让这些光从她身体的表面进入身体的里面，光照到哪里，温暖就到哪里，黑暗、寒冷、恐惧就不见了。前后用了十多分钟的时间。

二十分钟后，我收到午阳的留言：

午阳：我跟随着您的引导，慢慢放松，然后身体有了温度，不那么冷了。后来一遇见白光，我就哭了，一直哭。因为那种温暖的感觉，我似乎从来没有遇见过。我看到周围的黑暗是所有人对我的不认可、吼叫、责骂，而白光似乎是一种力量，在保护我，隔离这些黑暗。睁开眼之后，白光不在了，好遗憾，真怕生活又回到了原点。

我：永远不会再回到原点了，因为感受过，它就会与你同在。你闭上眼睛看看，随时都能感受到那种温暖的感觉！

午阳：我一会儿再听一遍，感受到被光照耀的感觉真好。

后来我们又交流了几次。午阳非常坦诚地告诉我，她现在根本没有能力支付催眠的费用，问我可不可以接受分期付费。她说，她现在是山穷水尽，却想要绝地重生。我感受到她想要改变的决心和勇气，便同意了她的建议。我们约好在她飞回中国的第二天见面，进行催眠。

二　与个案面对面

看见午阳的第一眼，觉得她跟我想象的样子完全不同。清清爽爽的女孩，一笑起来露出雪白的牙齿，像个孩子一样天真无邪，仿佛这个世界满是五彩的气球和旋转的风车。但她可以瞬间收起笑容，像是个被吓坏了的孩子不知所措又无处躲藏。我很少看到一个人，可以把自己转换得如此迅速，但又觉得什么都无法掩盖她快乐的本性。

我说，午阳这个名字真好听，是你的真名吗？她说，不是，是今年给自己起的名字。因为自己太压抑了，需要阳光，需要温暖，希望这个新名可以给自己带来转变。从名字开始，我慢慢地走近了这个渴望温暖的女孩。

午阳，27岁，大学毕业工作两年后辞职穷游，已经在国外待了半年的时间。她出生在北方的农村家庭，在家里排行老二，上有一个姐姐，下有一个弟弟。出生在农村并不可怕，可怕的是她们家是全村最穷的一家。对一个孩子来说，穷也并不是可怕的，可怕的是她有一个性情暴躁的爸爸。提到爸爸，午阳抽了一大把纸巾，一边抹泪一边哭诉：

"我爸脾气不好，对家人非打即骂，只要爸爸心情不好，他就不允许其他任何人高兴。他在家谁都打，不光是打我们这些孩子，也经常会打我妈妈和我奶奶。我其实是个没心没肺、没事傻乐的人，但我从小在家都是偷着高兴的，高兴也要看我爸的脸色，只要有任何风吹草动，我就会立刻收起自己的高兴。真的是不敢高兴，一不小心就会被打。我只要一看见我爸脸色不对，都会躲得远远的。有的时候躲得远远的也躲不过。如果他不高兴又没别的事干，就会把我拎过来教育一顿，把那些说了八百遍的老话再说一遍，不外乎什么穷啊、没钱啊、没本事啊、被人看不起啊、你要争光啊，这些话说了一遍又一遍，早就刻到我的骨子里了。如果我不认真听或者走神儿了，又会是一顿暴打。记得有一天放学回家我跟同学在屋里玩儿，我们说得正高兴，笑得前仰后合的，我爸走进来，二话不说，抓住我就打，当时我同学都吓傻了。我还记得更小的时候，我跟我爸要那种小孩骑的小洋车。爸爸在地里干活，我就在边上缠着他要小洋车。他烦了，一脚就把我踢飞了，真的是踢飞了，感觉过了好久才重重地摔到了地瓜地的垄沟里。

他还不解恨，走过来用手里的铁锨卡住我的脖子说，'你再要我就铲死你！'我当时也不知道中了什么邪，头脑清醒过来的第一句话是'我想要洋车！'我从小就知道，要东西是要被打的，不要东西，也是要挨打的。我刚上学写字的时候，头总会低到本子上。只要爸爸看到，就会直接抓住我的头发把我按到桌子上，再'砰砰砰'地撞几下，大骂几句'你瞎啊'之类的话。所以，我在家里永远是战战兢兢的。"

午阳说了好久好久的爸爸，都没有提到过妈妈。在我的追问下，才知道了她妈妈的一些情况，感觉妈妈在午阳的生命中就是一个透明的影子，可有可无，若存若离。午阳说：

"我妈是一个残疾人，有一只眼睛看不见东西，是先天的。其实从外表上不注意是看不出来的，但是我妈特别在意这一点。我妈跟奶奶吵架时张口的第一句话永远是：'要不是这只眼睛看不见，我才不会嫁到你们家，我在你们家都不知道死过多少次了。'

"这是真的。我妈是看不上我爸的，但是我爸脾气大，没本事，还跟我奶奶合伙欺负我妈。有一段时间，妈妈总是闹着要自杀，而且也真的自杀过几次，都抢救了回来。在那个年代，还不太流行'抑郁症'这个词，但是我妈妈就得了抑郁症。她在家的时候，不管孩子，也不管家里的生计，什么也不做，整天就是说心情不好。当然，她大部分的时间都在我姥姥家待着，很少回家。我姥姥经常跟我说：'你妈心情不好，你一定得理解她，不要记恨她。'我当时那么小，怎么可能理解我妈呢？偶尔我妈从姥姥家回来，我们都不理她。我当时的想法是，你平时都不理我们，我为什么要理你呢？我妈也很难过，经常自言自语：'为什么别人家的孩子对妈都很亲，咱家的孩子连妈都不正眼看一眼？'要不是谁特别提起我妈来，我很少想起我还有个妈!

"妈妈不在家的时候,我们姐弟几个就去奶奶家吃饭。我奶奶总跟我说:'你妈整天就是没病装病,没事儿找事儿!'奶奶整天跟我念叨,你妈自从生下来就不管你们几个,她根本就不是你妈。你就不要认她,不要对她好,将来你就看着她不好也别管她,都是她活该。我小时候是听我奶奶的,等我慢慢长大后,我渐渐觉得这些不对。也不知道从什么时候起,我就跟奶奶疏远了,心里还是想跟我妈好,你既然说我妈不好,那你就不是什么好东西!我不想跟我奶奶亲近了,又跟我妈亲近不起来,我的世界就更孤单了。

"从那个时候开始,就好恨我的奶奶,我不想见我奶奶。为了不见我奶奶,从那时起我就不去奶奶家吃饭,能一连好几天都不吃饭,一直到有一次在课堂上直接饿晕过去了。不仅不去奶奶家吃饭,我连自己的家也不想回。我怕我爸在家,又怕被我爸打;我怕奶奶在我家,又怕她说我妈的坏话。我还上幼儿园的时候,就能晚上八九点不回家。我不想回家,又想让他们能出来找我回家!但是每一次我都很失望,因为再晚都没有人出来找我,而且实在回家太晚了还会被我爸打一顿。

"除了整天被我爸打,还有一件对我影响巨大的事,就是我姨家表弟的死。表弟比我小半岁,他虽然是邻村的,我们却在一个学校上学。我姐太文静,我弟又太小,童年的世界里,只有这个表弟是我最好的玩伴。我们从学校一起疯玩到家,好事坏事都一起干过,被我爸打了无数次,还是一见面就玩得很疯。后来,有一天表弟出了车祸。抢救的时候家里人不让我去看,出殡的时候也不让我去。后来也不让我去我姨家,怕我姨见了我想他。然后,我们一大家子人都再也不提我表弟了,连同学和老师也再也不提这个人了。这个人就彻底地从这个世界上消失了。我感觉到我的一部分也随着我表弟消失了。

"我的身体从初中开始就出现严重的头疼！后脑勺连着后脖颈这一片，疼到只能拿头去撞墙！真的撞到头破血流，外在的疼痛才可以稍微减轻头里面的疼。中学的时候，还一度休学，全国各地地跑着看医生。我妈怕我跟她一样得了抑郁症，就强迫我吃各种抗抑郁的药，我心里很明白，这些药对我是不管用的。

"其实，问题这才刚刚开始。后来我考入了还不错的大学，在大学的时候得了很严重的肾炎，休学了两年最后也算是毕业工作了。但是，没有我爸期望的出人头地，也没有过上所谓的好日子，问题却越来越明显。

"首先，我的心理状态特别差，人际关系一塌糊涂。我敏感又多疑，总感觉别人都在指责我，我会忽然浑身哆嗦，大脑一片空白。所以，经常别人的话还没有说完，我就开始本能地反击。我没有好朋友，我害怕与别人交流，不敢跟别人走得太近。如果有人对我比较友好，我会觉得自己不值得别人对我那么好，我特别担心他发现我其实没有那么好，我真的不想让别人对我感到失望。于是趁着别人还没有发现我的不好之前，我就直接溜了。如果有谁对我不够友好，我也会逃跑，因为我太害怕别人伤害我了。

"我换了几份工作，跟老板、同事的关系也很拧巴。我自己有一些独特的想法，从心里看不上老板的思路、同事的意见。可是按照自己的想法也做不出什么像样的东西来，到最后自己不满意，别人也不满意。几份工作虎头蛇尾，最后连自己的吃住都成问题了。这就不得不绕回到老问题上去：像我爸一样担心没有钱，有了钱也害怕会花没了。害怕没吃的、没穿的，现实也基本落到了没吃没穿的境地。

"我从高中开始谈恋爱，换了一个又一个男朋友，每一段都是无言的结局。我真的不知道幸福的婚姻生活是什么样的。我从小在爷爷家住，看着爷爷奶奶吵架；在自己家住，就看着爸爸妈妈吵架。稍大点之后，我就特别羡慕我大姨家，但是我长到十四五岁的时候，表妹跟我说，她亲眼看到她爸爸跟另外一个女人搂在一起。我表妹还小，轻描淡写地说，好像跟她无关。我当时就崩溃了，感觉世界一片黑暗，连最后的星光也隐没了。

　　"我对亲密关系是既向往又恐惧。我虽然有各种独特的想法，但我的依赖性特别强，不管做什么总喜欢跟别人在一起，不跟男朋友在一起也要拉个朋友陪着我，我觉得自己是没有生命的，我只能通过别人来感觉自己还活着，然后又不停地在人际关系中受伤害！

　　"在人际关系差的同时，身体也每况愈下。头疼的情况依然很严重，经常睡不着觉，呼吸困难，双肩像被锁住了一般直打哆嗦。我痛经很严重，每个月都像要死掉一次，浑身冷得就像被冻僵了一样。与脖子和双肩的僵硬相反，腿经常是轻软无力，听到大一点的声音我就需要赶快扶住身边的东西，否则我就会倒下去。我一紧张就会胃痉挛，经常几天不吃饭，胃还是顶得满满的，跟铁板一样硬。

　　"后来我辞了工作，没有钱，也没有朋友，我想到了自杀。我回家跟我爸摊牌：'都是你，才让我成为现在的样子！'我爸听了我的抱怨之后冷静地说，他当年也有走不下去想自杀的时候。这是我以前所不能想象的。按照以前，我爸一定是劈头盖脸地骂我一通，或者手边有什么东西直接抄起来就打了。我在那一瞬间感觉不能再向他要求什么了，原来我们都是一样的，我需要自救了！后来，我把自己要出国穷游的想法通知了父亲，他也没有说什么，只是用沉默表示他知道了。虽然这一年我爸还时不时地在担心钱，担心村子里的人风言风语地说我不正经。他偶尔也会打电话催我找工作，张罗人给我找对象，但我还是能感觉到我爸变了，好像他也知道这样下去有钱了也不会快乐的。就这样我与男朋友开始了在国外的穷游。

"现在流行一个词叫'相爱相杀'，到最后我们没有'相爱'，只剩下'相杀'！我觉得他是一个'镜面反射'的我，有我渴望但不能达到的优点，但本质上跟我一样是一个极度缺爱的人，只是他习惯控制别人，我习惯被别人控制，如此而已。整个旅行，就是在我们的争吵和冷战中一路前行的。我觉得是他把我推向了绝境，逼我去面对真正的自己。因为如果不是他，我还继续会在旧的世界里行尸走肉般苟延残喘。其实我心里明白，这段关系，没有未来，只有感恩。

"最近，我一闭上眼睛就感觉到周围有一股强大的能量要把我吞没，我很奇怪我竟然能真实地感受到这股能量。它让我全身动弹不得，把我困在黑暗中走不出来，它不想让我改变，而想要我从这个世界上消失。我似乎觉得自己要疯了，我害怕声音、害怕黑暗，我不敢动、不敢呼吸，我害怕那个东西找到我在哪里，瞬间把我吞噬掉。我害怕一切不好的东西，似乎我就是那个不好的东西，所以我连自己都害怕。

"我总觉得我的时间到了，但具体是什么时间，我不知道。是我死亡的时间吗？好像也不是，我分明是不想死。我在拼命地挣扎，我想让自己活出来。但是好像我一想到改变，就会越来越紧张，像被控制住了一样。我想着算了，保持现状吧，精神就会放松一下，能暂时舒服一下。但是，最近想要改变的想法越来越强烈，我再也不想这样活了，我必须要改变了。

"但是改变真没有那么容易，我做什么都有人跳出来指责我。我喜欢做绳线编织，有人说没用，赚不了钱。我后来赚了点钱，还有人说没用，又不是什么大钱。我想创业养多肉植物，可是我害怕极了，我怕有人说没用，那些又不能稳定，又不能光鲜亮丽地对外人去说。我现在不知道自己要怎么做才是对的，似乎我做自己想做的，从来没有人支持我，所有否定的声音随时可以把我吞没一样。我内心脆弱极了，我也知道我应该自己先做出点成绩再跟他们讲，但现在我连这点耐心都没有，我太急需他们的肯定了。在这个浮躁的社会，我什么都看不到，我站在路口，一个人不知道怎么走。

"有时，我想让自己消失，这样我就不用去思考我去做什么了，也不用给他们丢人了。但是我又不想离开，我觉得不甘心。所以，我的内心撕裂得厉害，这种痛别人感觉不到，但我自己却无法忽略。更糟糕的是，我男朋友总是在一天天辱骂我的无能中去提高他的自信，我更加看不起自己了，不知道自己该如何存在，什么都没有做，只是把空虚和恐惧一点点累加，推动自己走向深渊……

"有好几次，我都觉得我要死在国外了，回不了家了。人生好像除了钱，什么都没用，其实钱也没有什么用，然后就是迷茫和不知所措。这一年来，我做过心理咨询，也试过其他的解决办法，但是过去的太多东西，我无法释怀，我仿佛要拼命抓住这些恨，才证明我曾经活过！"

午阳一边说一边哭，四个小时，哭完了二十几年的人生经历，留下了满满一垃圾桶的纸巾。她说这些经历，她从来没有这样酣畅淋漓地对别人说过，没有人曾愿意听她从头说起。在她的世界里，终于找到一个合适的时间、合适的空间、合适的人去陪伴她清理这些过往的经历了。

哭够了，午阳一咧嘴，笑了。我知道，是时候开始催眠了。

三　情景回溯

如我所愿，午阳进入了深层的催眠状态，开始向我描述她在那个世界看到的情景。

情景一：

这里有一个美丽的湖泊，湖边的草青青的、软软的，坐着躺着都很舒服。我一个人在这里，非常地惬意。我非常想让我的小伙伴们一起来享受这里的风景……我让他们来了，但我觉得特别不舒服，于是我又让他们离开了，留下我一个人在这里。

我陷没在草丛中，或者说草把我包围、拥簇了起来，我感觉很安全。任由阳光洒满我的周围，铺满整个世界。我想让时间永远这样延续下去，我就这样一直一直地躺在这里晒太阳；或者让时间在这一刻停止下来，永远地结束在这一片刻。

这里非常安静，我好喜欢这样的安静，我甚至不想去打个哈欠或者翻个身，生怕扰乱了这样的安静。我都不曾记得，在我的生命中会有如此安静的时刻。偶尔，远处会传来几声鸟叫的声音，这声音在提醒我它的背景是那无尽的、深邃的寂静。这里没有人、没有打扰、没有烦恼，甚至没有声音。

我忽然感受到寂静中的孤独，好想放声大哭。我很想找一个能够理解我的人在身边陪伴着我，但是没有啊，我想不到任何的人可以真正地理解我。（个案开始流泪。）——我想到了一个人，一个年轻的外国男孩，他叫杰克，我们是在摩洛哥旅行的时候认识的。他是阿根廷人，头发有点长。

他对所有的事情从来都不会先说"不"。他觉得自己什么事情都可以接受，至少什么事情都可以去尝试。我感觉他生命的每一天都是新鲜的，并且愿意与我分享他的快乐。就是那天在走钢丝的时候，他也邀请我去玩儿。

他正在玩儿一个游戏——把一根绳子系在两棵树上，然后从绳子这头走到那头。在我看来，这像是在两幢楼之间走钢丝一样的刺激和挑战。我站在一边看着他玩得很开心。他忽然停下来看着我，让我去试一下。我连忙说不行不行，我不会玩儿——我连做都没有做，就条件反射地说自己不会。他热情地邀请我加入他的游戏，我瞄了一眼我身边的男朋友，他正用下巴和鼻孔告诉我，我肯定是做不到的。我好像受到了挑衅，内心那个叛逆的小孩跃跃欲试，我走向前去。

我一直紧张地看着自己的脚底，不是从左边摔下来，就是从右边摔下来。我自己已经放弃过无数次了，但他总是那样笑呵呵地看着我，引导着我，鼓励着我，告诉我没问题，我一定可以的。他说不要一直看着脚下，而是要看着前方。他夸张地赞叹我走得很好，而且一次比一次好。我还没有来得及享受一下被称赞的感觉，我男朋友走过来说："你太笨了，这种一看就会的东西，你折腾了这么长时间！"瞬间，阳光被乌云遮住，寒风刺骨。我仿佛要抓住救命稻草一般向杰克投去求证的目光：我是不是真的很笨？杰克咧开嘴、露出招牌式的微笑，很肯定地说："没有啊，刚才你做得很好啦！"刹那之间，冰火两重天！

当他让我看前方的时候，我真的很感动。（个案开始大哭起来，一边哭，一边感叹。）前方是一个方向，那是我的未来。而我总是在看脚下，总是被脚下的困难缠住，看不到前方，也看不清方向。我永远记得那天下午，那个男孩告诉我要看前方，只要朝前走，就不会被暂时的困难吓倒——我想一定是他的父亲这样从小教育的他，所以他才可以活得这样洒脱，这样快乐，所以他才可以这样充满信心地教育我、感染我。但是，我的父亲从来不是这样的，我的父亲一直让我看脚下，看跟儿前，所以，我被眼下的事情困住了。(催眠师知道在午阳的催眠中父亲一定会出场，没想到这么快就出场了。推己及人，一个完全被父亲覆盖的孩子也会轻易地从别人的身上想到别人的父亲。)

我很喜欢杰克，希望我身边多些像杰克这样的朋友，我需要他们的鼓励和肯定。我内心觉得自己是可以的，但是从小到大周围的人都说我不可以，渐渐地我也怀疑自己是不是真的不可以。但是我男朋友说杰克很幼稚，人怎么可以一直活在当下的快乐中呢？人怎么可以不考虑未来呢？他不去找份正式的工作，不去努力地赚钱攒钱，只是这样地全世界游荡怎么可以呢？

我男朋友每次提钱，我都会特别地紧张，因为我没有钱，我一时间也无法赚来很多的钱。在他看来，所有赚不来钱的东西都是没有用的。如果我赚不来钱，我也是没有用的——他跟我爸的想法惊人地一致。我心里觉得我男朋友只会赚钱，不会玩儿，赚那么多钱有什么用呢？但是我不敢说，因为我没有钱，因为我需要钱才能够有饭吃有地方睡觉，才能活下去，不至于流浪街头，或者横尸街头。

在杰克与男朋友面前，我左右摇摆，不知道谁才是对的。

情景二：

我回到那个湖边，惆怅，寂寞。我想找一些人跟我玩儿，我想跟那些从来不对我说"你不行"的人玩儿——我找来一些十岁左右的外国小孩，我们在一起踢足球。忽然脑子里响起了一个声音："踢足球是没用的，一点儿用都没有。"我一下子不知所措了，好像踢足球真的没有用啊，也赚不来钱。一想到钱，我又紧张了起来，没法放松去踢足球了，也觉得踢球没有意思了。那个声音一直在那里："不想着赚钱，光想着玩儿，都老大不小的了，要钱没钱，要结婚也没结婚，还有心思在这里玩儿？"我踢不下去了，满脑子都是赚钱的事，这个问题很迫切。因为他们说"行""很棒""成功"的人，都是因为他们有钱。成功就是有钱，有钱就是成功。

情景三：

海边有一条石子路，路的尽头有一棵很粗的树。树上有一个树洞做成的房子。房子里面依稀可见树的枝干纹理，上面挂满了锅碗瓢盆。另一个角落里有张破旧的木板床，床上胡乱堆着些男人的衣服。床边有一只猫，眼睛黄黄的发着亮光。那只猫看起来好可怕，它蜷缩在那里，好像做好了准备，随时要跳出来攻击别人。

我看见自己是一个十几岁的男孩，身材干瘦，皮肤黝黑，赤脚，穿着麻布的马甲和裤衩，黑色的短发上扎着一圈发带。他手里拿着一根鱼叉，准备出门去捕鱼。他先沿着门口外面挂着的梯子爬出树房子，再顺着树干溜下来。房子的前面是沙滩，再向前就是干净的大海。海面波光闪耀，安详而宁静。

他经常这样一个人去捕鱼。站在浅浅的海水里，熟练地挥动着鱼叉，不一会儿就捉到了鱼，一种长相很奇怪的鱼。然后他回去做鱼，和那只猫一起吃。

时间向后移动，他看到有一群人在殴打他爸爸。虽然爸爸高大壮实，但还是被那一群人打倒在地上。那些是官府的人，在催交渔税，家里没有余钱，爸爸交不起税，官府的人要把他带走，于是大家就厮打起来。当时，男孩只有六七岁的样子，他躲在一块木板的后面，顺着木板缝偷偷地看着这一切。

时间继续向后移动，镜头拉回到了他更小的时候。他一个人托着下巴坐在门前的大树边想事情，那只黄眼睛的猫在旁边扑来扑去地逗虫子玩儿。太阳就要落到海平面上了，爸爸出海打鱼还是没有回来。家里没有钱，爸爸总要出海打鱼，不能陪他。他经常这样坐着等爸爸，一点也不快乐。他的忧郁和那只猫的快乐对比鲜明。

后来，他再也不用等爸爸回家了。有一天的中午，太阳很耀眼。他从房子里看见爸爸在树下拿着刀自杀了！他没有去阻止，觉得这样的结局对爸爸来说是一种解脱——生活无望啊。

时间继续向后移动，他看到了自己刚出生时家里的情景，有温暖的烛光，有慈爱的妈妈，还有年轻的爸爸。他听到了父母的对话，大意就是孩子出生了，家里就会更拮据了。妈妈爱抚着小小的他，一直不舍得放下。

这样的日子没过多久，爸爸就出海打鱼去了。妈妈看着小小的他，越来越觉得生活无望，决定舍弃他，离开这个家。他用哭声拼命地挽留妈妈，但妈妈还是不堪生活的压力，绝望地走了出去。当他知道妈妈真的走了，反而心里很踏实。他觉得这样，或许妈妈可以过上更好的生活。

这个男孩渐渐地长大了，他一直在为生活奔波，像他的爸爸一样整天出海打鱼，风里来雨里去，但日子并没有好起来。

一直到他40多岁的光景，生活已经将他压榨得没有一丝光彩和活力。他坐在门口的那棵树下，忧郁地托着下巴，出神地望着远方，想起了爸爸和妈妈。然后，他走向大海，跳了下去，再也没有回来。他感觉自己慢慢地飘离出他的身体，升到了半空中。从半空中再向下看的时候，看到了他漂在水里的身体，那个身体开始发光，白色的光。

在这一生中，他体验到了穷困让人痛苦。而且，在痛苦的生活中很多爱无法释放和表达，因为绝大部分的时间和精力都要去为生计奔波。所以，要在基本的物质条件满足之后，才能再谈精神需求。当物质条件极其艰苦的时候，生存是第一需求，还谈不上什么陪伴。

四　与潜意识对话

在说到上面最后一段话的时候，我感觉到能量场已经悄悄发生了变化。没有刻意地过渡，我已经开始与潜意识对话了。

催：为什么展示这样的一生给午阳看，您是想告诉她什么？

潜：她过去的苦日子就是这个样子。要想过得好一点，就要先脱离贫困。在贫困中，爱是受制约的。她所有的不快乐都与贫穷有一定的关系。

催：那一生出现的人有没有在午阳的这一生中继续出现？

潜：他的父亲就是午阳的父亲，他的母亲就是午阳的母亲。

催：这一生中有没有什么誓言是午阳今生还在遵守的？

潜：要变得有钱。如果没有一定的物质条件，婚姻是空洞的，孩子也是一种负担。

催：您让她看到杰克教她走绳子的情景，提醒她要看前方，是想告诉她什么？

潜：向着光亮前进，把目光放长远一些。看到远方对午阳来说很重要，虽然她现在的情况不太好，看着远方，走下去，就会越来越好！

催：爸爸总说她"不行"，杰克说她"可以的"。她也搞不清自己是什么样子的。

潜：她的想法总是跟别人不一样，这是一个前提。在农村，大家基本没有什么隐私可言，一个人的事情经常会搞得全村人都知道。所以，她害怕这样，她总想让自己跟别人一样，这样就不会有人说三道四了。

催：自己跟别人"不一样"和自己"不可以"是两回事啊？可以不一样，但也是可以一样的啊？

潜：不一样就会被她爸爸打！（我还没有问完问题，答案就呼啸而来。其间夹杂着午阳愤怒的情绪。）

催：为什么不一样就会被爸爸打？

潜：没有出息啊。（语气明显缓和了很多，好像对午阳爸爸的逻辑也很无奈。）

催："不一样"怎么就是等于"没出息"呢？（我不依不饶地追问。）

潜：别人"那样"才会过得好，你跟那些过得好的"不一样"，就会过不好，就是"没出息"。

催：在爸爸看来，别人都过得好吗？

潜：好，都比他们家好！午阳从小就无数次地听爸爸说，只有他们家过得不好！

催：所以，在午阳的心里从小就有这样的逻辑：如果跟别人不一样，那就会过不好、没有钱、没出息？

潜：是的。她爸爸就是这样想的。

催：现在请潜意识站在更高的角度来解释一下，为什么午阳跟别人的想法不一样？

潜：她想要更好！因为她觉得村子里的人过得并不好，她想要走出这个村子，走出这种环境，她要跟村子里的人过不一样的生活。

催：她跟她爸不一样，她不觉得村子里的人过得有多好？

潜：是的，她一直觉得村子外面的人一定会更有眼光，更有境界。这是她与爸爸不同的地方：爸爸希望她和村子里的人想法一样，这样就可以过得跟村子里的人一样好。而午阳总想让自己和村子里的人想法不一样，她根本没有看得上村里人所谓的好。

催：我们先放下爸爸的观点来看看午阳的想法。午阳认为凡是有钱人都是成功的，凡是成功的都是有钱人，对于成功和有钱的关系，您有什么要说的吗？

潜：钱作为一种能量，是来回馈拥有者的努力与付出的。所以，金钱在一定程度上可以体现一个人的能力，检验一个人的成功与否。

催：什么是成功？

潜：做着自己喜欢做的事情，让自己开心，顺便可以赚到钱。

催：这个道理午阳以前知道吗？

潜：知道。

催：她相信吗？

潜：其实她是相信的，但是她爸爸不让她确信这件事。

催：什么是钱呢？钱有什么意义？

潜：钱是工具，可以让一个人更优秀、更丰富，可以了解和看到更广阔的领域。钱是用来服务于我们的。

催：没有钱真的会影响爱的表达吗？

潜：不会的。一句鼓励的话、一个肯定的眼神都是爱的表达和传递。比如说那个阿根廷男孩说"午阳，你做得很好"，这个跟钱没有关系，但同样是爱的表达。

催：为什么很多贫困的人在生活的重压之下，无法去表达爱呢？

潜：没有钱的人，能量也是弱的。说到底，他们缺的不是钱，是爱、是能量。你真的做出了成绩，赚到了钱，别人才会看到你的努力。"有钱—成功—被肯定—更有钱"是一个良性的循环。"没钱—失败—被否定—更没钱"，也是一个循环。

催：为什么午阳从小很少得到父亲的肯定？因为家里穷吗？父亲没有爱吗？

潜：父亲害怕午阳得到鼓励和肯定之后就不努力、不上进了，就不想着要"有出息"、要"赚大钱"了。

催：这就是父亲一直否定午阳的原因？

潜：是的，父亲给予她的永远是批评，或者"你不要骄傲"式的勉励。父亲一直这样批评和打击她，就是希望她过得更好！在她父亲看来，只有不断地批评打击、不断地施加压力，才会让她越来越强大。

催：您觉得午阳明白她父亲的良苦用心吗？

潜：不明白。

催：那您仔细给午阳讲一讲这其中的逻辑吧！

潜：不行，午阳不接受，因为她的心里满是愤怒。（接下来换成午阳的口气继续表达。）为什么有更好的办法你不用，你用这个最差的办法？还口口声声说为我好！把我打击成今天这个样子，都无路可走，活不下去了！

催：父亲知道午阳刚才提到的"更好的办法"或者其他的办法吗？

潜：父亲的世界里，只有这一种办法，他根本不知道鼓励和表扬对一个孩子来说是多么的重要，他不是不想采用"更好的办法"，而是根本不知道这个世界上还有其他更好的办法。批评、打击是他所知道的、让孩子过上跟他不一样的生活唯一的办法。他并不知道，这些方法会给午阳留下什么负面的影响。

催：您说了这么多，午阳能够明白了吗？

潜：还是不太明白。她不明白父亲为什么看不到其他的方法。（换成午阳的口气——）我希望爸爸多多地鼓励我，不要我做什么都说"没用""没用"，我觉得那些都有用啊！

催：请潜意识从更高的角度解释一下，什么是"有用的"，什么是"没用的"？

潜：让自己快乐的东西，让自己能够与别人、与世界融合的东西都是有用的。能够让自己感受到生命、享受生命的一切都是有用的。对新鲜事情的尝试和探索都是有用的，怎么会没用？比如说画画，会丰富人的大脑，活跃思维；比如说轮滑，会增强人的平衡感。就是种花养草，也是有用的，可以让人呼吸顺畅，亲近自然。当自己开心快乐了，才会更好地去鼓励别人、感染别人。自己都不知道更广阔的世界是什么样子的，怎么可能会鼓励别人去尝试和体验呢？

催：可不可以这样说：比如做一件事情，A觉得很有意思，很开心，对A来说，它就是有用的。如果B对这件事情完全没有兴趣，不想去做，那么对B来说，它就是没有用的。一件事有没有用，不是绝对的、统一的。

潜：是的。

催：在生活中，午阳觉得很多事情都是有用的、有意思的，但是她身边的人会觉得没用、没意思。面对这种情况，午阳应该怎么做？

潜：不要管别人说有用还是没用，你喜欢你就去做好了，反正你自己做着很开心。等到做出一点成绩来的时候，别人自然也就不会再去反对了。坚持去做，把别人指手画脚说没用的一个阶段坚持过去。

催：我还不太明白。如果有用仅仅是为了让一个人更开心，更丰富、更享受生活的状态，那为什么一定要做出一点成绩来，让别人看到，改变别人的态度呢？

潜：如果她爸看不到成绩，还是不会同意她去做的。

催：请潜意识从更高的角度告诉我们，午阳做任何事情都需要得到爸爸的认可吗？

潜：不一定。

催：为什么爸爸的观点对她的影响这么大？

潜：因为她想让爸爸爱她！（猝不及防，催眠师的心被碰触到了，这是一个孩子最本初的渴望。）

催：难道午阳觉得爸爸不爱她？

潜：是的。

催：为什么会觉得爸爸不爱她呢？

潜：她想做什么事情，爸爸都是反对的、批评的。上学的时候爸爸只问一句话："成绩怎么样？"工作之后也只问一句话："赚了多少钱？"永远没有第二句话。

催：嗯，她觉得爸爸不爱她，所以，她要让自己的想法、做法，尽可能地跟爸爸保持一致，这样爸爸才有可能认可她、肯定她、关注她、爱她？

潜：是的。

催：那这些事情背后的真相是什么呢？请超越午阳的意识和爸爸的意识去看一下，爸爸爱他的女儿吗？

潜：爱。

催：为什么午阳感受不到爸爸的爱？

潜：因为爸爸做的很多事情伤害了她。

催：为什么爸爸爱她却做着伤害她的事情？

潜：爸爸认为受伤后才会更强大。伤害她是爸爸爱她的一种方式。

催：如何让午阳相信并感受到爸爸是爱她的？

潜：午阳想到了爸爸经常跟她说的一句话："就算家里经济条件不好，砸锅卖铁也要供你上大学。"午阳从这句话中感受到了爸爸对她的好。在她爸爸看来，考上大学才能有出头之日，考不上大学永远都要受苦受累。

催：现在午阳开始了解她爸爸了？

潜：是的，她知道爸爸是爱她的，而且，鞭策就是她爸爸爱她的方式。截痛她，才能让她不安于现状。午阳以前从来没有觉得这些伤害也是爱。

催：她可以理解并原谅爸爸之前的做法了？

潜：不可以。她还是心有不满。为什么爸爸不去学习呢？

催：嗯，那请潜意识告诉午阳，为什么爸爸不去学习一下更好地表达爱的方式呢？

潜：爸爸一直觉得自己很"无力""无能"，整日为生计奔波，根本没有更多的精力，"去学习"对她爸爸来说无异于一个笑话。她爸爸从小也是有很多的想法不被爷爷接受，也经常被爷爷打骂。家里经济条件不好，没有念过几天书。爸爸也是一个没有感受到爱，没有学会如何去爱的人，他的内心也是一个受伤的孩子。跟情景三中展示的那家人是一样的。有爱，根本不会表达，也不会想着去找一个更好的方式表达。

催：情景三中的爸爸爱孩子吗？

潜：爱。

催：为什么要以自杀的方式结束生命，离开孩子呢？

潜：爸爸对自己感到绝望，他觉得自己太无能了。他觉得自己活着，并没有让孩子的生活变得更好，反而更糟糕。他活着，不能给孩子保护，害怕孩子将来也变成他的样子，那还不如一死了之。爸爸选择了以自杀的方式停止对孩子的伤害。

催：那个妈妈也是爱孩子的吗？如果爱，为什么要离开？

潜：她妈妈的状态很差，没有办法安静下来、快乐起来。她不想让自己的暴躁和忧郁影响到孩子，所以，她选择了离开。离开是她对这个孩子最大的爱和最大的保护。

催：这些不可思议的决定都是他父母可以选择的最高的、最后的爱的表达？

潜：是的。

催：知道了这些之后，午阳对爸爸的态度会有变化吗？

潜：午阳会心疼她爸爸，会感觉到她爸爸的"无能"和"无力"。虽然生活一团糟糕，还要尽力去为生计奔波，哪里有什么时间去学习？爸爸把生活的重担全放在自己的身上，既照顾妈妈，还要尽全力照顾三个孩子，支撑起这个家。遭受的辛苦和白眼无人分担，也无人理解。爸爸能做到这些，已经很不容易了。午阳心里期待的鼓励孩子去探索、肯定孩子的表现的那种坚定而温和的爸爸远远超出了爸爸的能力范围。

催：现在午阳可以通过爸爸对她的批评和否定，看到爸爸对她的爱了吗？

潜：可以了解更多了。其实，爸爸对她的否定就是对自己的否定和不满。爸爸对自己过得不好、不如别人家，一直是很生气、很不满的。

催：要让午阳明白，爸爸的这些情绪不是来自于午阳，而是来自对自己的不满。

潜：是的。

催：在午阳看来，最不能原谅爸爸是什么？

潜：动手打她。爸爸经常会动手打人。

催：请潜意识从更高的角度告诉午阳，为什么爸爸会动手打人？

潜：恨铁不成钢！这种恨，是爱在当时条件下的扭曲和转化。

催：现在午阳可以理解了吗？

潜：可以理解了。但她不想去理解他，不想去原谅他。

催：为什么？

潜：她觉得不值得。如果她原谅了父亲，就相当于接受了父亲过去所做的一切，接受了过去她承受的一切痛苦。

催：午阳可以选择不原谅。请潜意识告诉午阳，如果选择不原谅，结果会怎么样？

潜：那些恨会一直记在心里，记在身体里，时不时地会以疼痛的方式来提醒她过去的经历和承受的痛苦。

催：如果，我说是如果，午阳选择了原谅，那么结果会是怎么样呢？

潜：如果她选择了原谅，那么所有的痛苦就会被一笔勾销，一切都会发生转变。但是，现在，午阳不想一笔勾销，她从小到大，心心念念就想着有朝一日可以找她爸爸报仇，至少是要为自己讨个说法。

催：好的，父亲的潜意识准备好了吗？可以直接出来说话吗？

潜：（潜意识叹了口气，明显感觉到能量转换，一说话就成了父亲的口气。）爸爸太无能了，爸爸就是希望让你过得更好！我觉我女儿是特别有爱心的孩子，很多事情上我都觉得对不起她。后来，孩子她妈生病了，我一个人照顾一大家子，有点吃力。我也一直很愤怒，愤怒自己没有能力照顾好他们。我希望让每个人过得好，但我没有能力，其实我自己过得也不好。我希望孩子们早点长大懂事，就一直催促他们，希望他们早点有能力、有本事，可以混得好、吃得开。没想到等他们到了社会上之后，都成了问题。

催：您能意识到您以前的做法对她的影响吗？

潜：能，这孩子一直处在金钱的匮乏和不安全的恐惧中。这是我缺乏的，所以我一直在强调，也刻在了她的骨子里。

催：您愿意为您之前的做法给她带来的影响说几句话吗？

潜：爸爸的认识太有限了，没有像你希望的那样去学习和进步。把你爷爷传递给我的很多东西，直接传递给了你。我自己没有出息，我就盼着我的孩子能有出息，我就指望你能自己改变命运，能改变整个家族的命运。你跟其他的孩子不一样，我觉得不一样多好啊，不一样才能改变整个家庭的命运啊。

催：午阳一定没有想到，您觉得她的不一样是件好事，是有希望的事情。您可以直接表达您对她的歉意吗？

潜：爸爸错了！（哭……）用了很多错误的方法对待你！其实你已经很好了。我从小就最喜欢你，因为你跟其他孩子不一样，从小对你的期望最大。因为对你的期望最大，所以对你管得最严，伤害得最多。总怕你不够好，会骄傲，所以总是鞭打你。

催：您是更看重她、更器重她、更指望她，才会对她更加严厉？

潜：是的。

催：您觉得您的女儿会接受您的歉意吗？

潜：应该会接受的。

催：好的，请问一下午阳，你接受刚才父亲的这些说法吗？

潜：（哭……）好像从小到大我爸爸真的是最看重我的。骂得最多的是我，夸得最多的也是我。我从小到大太好了，什么都是最好的。所以，爸爸总怕我不够好，怕我会骄傲。总是在提醒我、修正我，好让我直接到达一个新的高度，过上一种新的生活，所以他给的压力也很大。我有时会觉得他一点也不在乎我，总是把我隔得远远的。所以我特别恨他，就想着离家出走，其实就是想着离爸爸远一点。

催：你觉得父亲的话很有诚意吗？你可以接受父亲的道歉吗？

潜：可以。

催：你有什么话对你父亲说吗？

潜：（叹了口气，换成午阳的口吻。）我其实知道我爸也不容易，自己也瞧不起自己，只有别人夸他孩子的时候，才觉得自己脸上有光。所以，他特别害怕孩子不行，那样他真的就没有指望了。既然我爸现在已经说要放手让我去做自己喜欢的事情，我也觉得不用事事都得他高兴我才敢去做了。我也会时时回去看他，跟他沟通。其实我特别害怕他不是真正地放手，害怕他哪天又对我做的事不理解不支持，打电话又说你看人家的孩子都做什么工作，赚多少钱，嫁了什么人，过得怎么样。

催：他如果还会这样说，你还会受到影响吗？还会觉得他不理解你吗？

潜：我不会了。但我心里特别害怕看到他对我失望的样子。看到他失望，我会很难过。特别是最近几年总听他说：他老了，也活不了几年了的时候，我就特别难过。（哭……）

催：嗯，我明白你对爸爸的感受了。跟爸爸的沟通先到这里，我们再谈一下你妈妈给你的感觉吧？

潜：好像她一直都是忽略我一样，或者就像是她不存在一样，就像情景三中那个孩子的妈妈一样，是不在场的。她在家的时候，好像都从来没有正眼看过我一眼。

催：好的，现在我们请妈妈的潜意识与我们交流。请问您有什么话要跟午阳说吗？

潜：……（沉默，很长时间的沉默，就像妈妈平时沉默不语的样子。压抑和沉重的感觉充满整个房间。）

催：好的，请更高的潜意识出来解释一下午阳和妈妈之间的关系。

潜：她们是完全没有沟通的、隔离的状态。她妈妈退缩到自己的世界里，或者叫壳子里，把自己包起来很久了。不仅与午阳没有连接，她与外界基本也没有连接。妈妈以隔离整个世界的方式，隔离了自己的痛苦，让自己置身事外，让自己麻木而不是疼痛，这样可能会让她感觉好一些。

催：从小以来午阳与妈妈的关系，对午阳有很大的影响吗？

潜：当然。因为午阳与妈妈基本没有任何的沟通，所以，她不知道该如何与女人沟通。她从小就没有机会学习这一课题。

催：请告诉午阳如何去学习这一课题？

潜：午阳需要找一位亲密的女性，慢慢地去试探、去摸索，去维持与她的一段关系，学习如何与女人打交道。这个女人需要与午阳有着亲密的、割不断的血脉关系，同时，也需要她对午阳有着无限的包容和接纳。这样午阳就不会在遇到冲突的时候就想着逃跑，不再继续深入地沟通、化解冲突，而是一走了之。之前午阳跟很多朋友的关系一旦出现点不好的苗头，她就会主动"断臂"，她害怕继续下去就会出现伤害，出现不好的结局。有血脉亲情的关系就不一样了，切不断，回避不了，即使出现问题也不能一走了之，只能想新的办法去沟通、去维持、去化解。

催：有这样一个合适的女人来让午阳练习吗？

潜：妈妈是天然的、第一合适的人选。但是现在她与妈妈的沟通太困难了，她妈妈主动切断了与外界的联系，别人根本没有办法与她沟通。这种情况下，她的姐姐就成了最合适的替代人选。

催：好的，午阳如何与她的姐姐进行练习，请给她一些建议。

潜：她有什么想法的时候，可以告诉她的姐姐。姐姐会肯定她、鼓励她，让她觉得自己的想法不是太怪异，是可以实现的。这种分享和沟通成功之后，午阳就会知道如何与其他的女人进行分享和沟通。因为在此之前，她真的不知道女人的世界是什么样的，女人们都是怎么想的。别的女人一旦不喜欢她的想法，她只会立马走人，切断与这个人的联系，也没有人跟她分析是为什么，她到底哪个地方有问题，需要改进。这些年来她本身没有任何提高。

催：好的，在改善人际关系方面，除了与姐姐的沟通了解女性世界之外，还有什么建议给到她？

潜：培养自己的兴趣爱好，找与自己有共同爱好的人群。这样大家有共同的话题，可以很快地融入一个群体，比如运动圈子。现在的人已经大都不坚持运动了。但人们对那些一直坚持运动的人，心存敬意。运动的人都是阳光的人，与爱运动的人一起交流、一起玩，她也会变得越来越阳光。比如参与读书的圈子，把闲散的时间利用起来，把自己平时的感悟写下来。她很有写作的天赋。在有感觉的时候写下来，分享出来，会帮助到跟她一样有困惑的朋友。午阳会做到的。

催：好的，在亲密关系这个方面，您有什么想对午阳说的？

潜：午阳一直不想结婚。在她的周围出现的都是些婚姻的反面样本。她觉得人是动态发展的，是把握不住的。她总是在想，一个人可以好好地过日子，为什么一定要找人结婚？

催：嗯，一个人也可以过日子，为什么还要找人结婚呢？

潜：人生漫长，一个人还是有些孤单。找一个志同道合的人一起，彼此支持、彼此鼓励，可以向更好的方向发展。午阳想的总是如果不好，还不如一个人过！她不敢去想好的方面，因为她从小就没有见过幸福的婚姻！

催：好，请潜意识告诉她幸福美满的婚姻是什么样的？

潜：幸福美满的婚姻是存在的。在和谐的婚姻里，每个人都有自己的事情去做，自己的方向去发展，两个人不是依附在一起的。比如各自有70%是独立的，有共同的30%是在一起的。要给自己留下相对独立的空间，这样即使是有不同的观点，也不用强求一致。

催：午阳相信有这样的幸福婚姻存在吗？

潜：午阳谈过几场恋爱，都以伤痛而告终，但她始终相信会有更合适的人、更好的婚姻在等着她。她一直在坚持和寻找，内在的光一直在闪耀，从未熄灭。

催：午阳的攻击性特别强，这是为什么？

潜：她身上的痛点很多，别人总会无意中点到她的痛处，所以她总在进行提前防御。她很敏感，当别人在表达自己的观点时，她可能还没有听完就会觉得别人又在针对她、又在否定她、又在阻止她了，所以她就启动防御自卫的系统，开始反击，因为她不想让自己再受伤。这跟她小时候爸爸对她无处不在的否定和鞭策有关。如果一个人的身上没有伤口，别人再撒盐也是不会疼的。

催：当午阳明白这个逻辑的时候，她的情况会改变吗？

潜：会有所改变，不会再立刻反驳、反抗。她会先提醒自己，别人不是针对她的，或许也会考虑别人这样说也是为她好。她会静下来听别人在说什么，即使不听内容，也不会先入为主地以为别人又在打击和否定她！

催：午阳说，她一旦遇见脾气特别差的人，就会瞬间退缩到自己的壳子里，失去思考的能力，为什么呢？

潜：因为她之前生活里好多像爸爸一样脾气差的人，一遇事就朝她大吼大叫，瞬间把她贬得一文不值。这时午阳的大脑就会瞬间断电，空白一片，不知道怎么应对。空白之后，她会本能地反思和自责：怎么了？哪里出了问题，我又做错了什么？她总觉得问题是在她这里。她不会去想这是不是因为对方的情绪失控引起的，跟她没有关系。

催：那她应该怎么办呢？

潜：她姐姐做得就很好，值得向她学习。她爸爸一吼，她姐姐就会义正词严地说："你吵什么吵？有什么事不能好好说？吵能解决问题吗？"她爸爸的气焰立刻就低下去了。她要先听明白对方在说什么，为什么发脾气。很多时候对方情绪的失控跟午阳没有关系，如果自己很镇定，对方也会相对平静下来。

催：午阳说，她的独立性特别差，总依赖别人，总要跟着别人去做事，为什么？

潜：她害怕别人否定她！一群人做事，总不会有人否定她的想法。如果事情进展不顺利，也不会有人批评是她做得不好。大家都有责任，都有份，这就稀释了否定对她的压力。这是从小爸爸对她一直否定的"后遗症"。

催：午阳为什么会恐高？

潜：站在高处，更容易被别人看清，也更容易被别人发现缺点，招致别人的否定和批判。如果能量足了，在高处才能站得稳、站得久。当一个人的内在力量不充足的时候，就会特别害怕站在高处。

催：当她从心里明白爸爸对她的否定是一种爱时，这种情况会好转吗？

潜：会好些。但还是需要她坚持自己的与众不同，并做出一定的成绩来。其实她也需要一些看得到的东西，来证明她是可以的、很棒的。要让自己与众不同的想法转化成一定的成绩，不是为了不同而不同，而是把这不同背后的魅力和价值展示出来。她需要踏踏实实地去做一件事情，再大的阻力也要去做。只要坚持一段时间，就会展示出它的意义，别人反对的声音也会立刻停止。

催：目前有这样的一件事可以去做吗？

潜：不需要什么大事，她要是坚持跑一个月的步，别人就会看到她的不同，从而认可她。她内在的力量已经慢慢地生发出来了，她可以做到。

催：午阳说，一遇到大的声音，她就腿软，要晕倒，为什么？

潜：大的声音扰动了她内在的平静。她从小被爸爸否定得太多，她内在的平静很脆弱，容易被外在的声音打扰和撼动。

催：这样看来，现在午阳所面临的很多问题，都跟小时候爸爸对她的教养方式有很大的关系。如果她从根本上改变对爸爸的认识，就可以让很多问题发生转变。是这样的吗？

潜：是的。

催：她现在面临着一个很大的问题就是金钱的恐惧。她现在很缺钱，但她又觉得自己不爱钱，也赚不到钱，这是什么原因？

潜：她不是不爱钱，这只是她叛逆的一种表现。她爸爸这辈子最想得到的就是钱，但是爸爸一直对她不好。所以，在午阳看来，爸爸是爱钱而不爱她的。在她和钱之间形成了一种对立的关系，彼此竞争她爸爸的关注。所以，爸爸越想得到钱，她就越不希望让爸爸得到钱。她在心里无数次地跟爸爸叫板："你不是不爱我吗？那么你也别想得到钱。"在午阳和爸爸的冲突中，钱是一个很无辜的角色。

催：在与爸爸和解后，午阳与金钱的关系会有改善吗？

潜：会的。金钱是一种能量，可以代表你的优秀和成功，也可以让你变得更优秀和更成功，也可以辐射到你周围的人。对父亲的理解越来越多，她与金钱的关系就会越来越顺畅。

催：那我们来看一下，现在午阳对爸爸的理解到什么程度？

潜：她理解了爸爸为什么从来都不道歉，因为在爸爸看来一道歉、一服软就显得自己更无能了。她忽然明白了自己为什么也从来不道歉，心里知道自己错了，嘴上也不承认。因为她感觉自己的能量本来就够低了，再道歉能量就更低了，更卑微了。这一点上，其实她特别像她爸。

催：好的，午阳问题清单上还有一些问题想请教潜意识。为什么她经常会做梦从高处掉下来？

潜：她时刻觉得周围否定的声音要把她从高处推下来。高处的那个她是真正的她、优秀的她、独立的她。但她的自信心和自我认可经常会受到周围人的干扰，可以瞬间从一个很高的地方跌落下来，一蹶不振，陷入对自己的否定和自责中。这与她恐高的原因是一致的。比如说她从小喜欢画画，并且一出手就可以画得很好，这对她爸爸来说是一件很可怕的事情，在她爸爸看来，画家都不是正式工作，连自己都混不上饭吃，所以她爸就会尽全力否定她画画的天赋，否定画画的意义，把她的天赋打个落花流水。只要不是看书考试，其他任何地方表现的出人头地，都会受到她爸爸无情的讽刺和打压。

催：否定的声音主要是来自于她爸爸吗？其他人的观点对她的影响大吗？

潜：午阳主要接受来自爸爸的影响。现在爸爸已经决定放手让午阳走自己的路，那么接下来她就可以在高处站得更稳、更自信，不需要再担心来自爸爸的否定了，所以她恐高的情况也会改变。

催：非常好。她为什么会经常梦到有人追杀她？

潜：其实是她想把自己杀死。她的很多想法超出了周围人的认知，是别人所不能理解的。但她又不想招致更多人的反对，她想在梦里把自己的很多想法给杀掉、切断，不要再给自己找麻烦了。很多时候，她也不想这样鹤立鸡群，树大招风。

催：那请潜意识告诉她，是需要坚持自己的一些想法呢，还是要跟周围的人趋向一致？

潜：还是要坚持听从自己内心真实的声音，不过午阳会有一些犹豫。在一片否定声中坚定地按照自己内心声音的指引前进，就如同在黑暗中前行是一样的，是需要极大勇气的，即使遥远的前方有光亮在那里。

催：远方的那个光亮对她来说意味着什么？

潜：如果她听从自己内心的声音去做，一定会做出成绩，那些光亮是她内心想法的最终实现。

催：为什么这么多年来她内心的想法基本没有实现呢？

潜：因为她的内在是分裂的，一方面，她在坚持自己的想法，另一方面，她又在以别人的标准来打压自己。她也想坚持自己的想法，但她总觉得自己的力量太弱了，而否定的力量又太强了，随时都可以将她吞没。她生活在四面楚歌的包围之中，这让她无比的惶恐。

催：周围否定的声音真的会把她吞没吗？

潜：她感觉到周围汹涌而来的否定声要将她淹没了。她想大吼一声把那些声音都压制下去。她试了一下，感觉自己的声音太小了，根本无法与周围的声音相抗衡。她决定要放弃对抗了。然后，她感觉到周围的那些声音慢慢地都成了背景音。在这嘈杂的环境中，她只在乎爸爸对她的声音。

催：当她放弃抵抗，融入周围的声音之后，她有什么不同的感觉？

潜：她感觉到那些声音反而离她更远了，或者是说在喧嚣嘈杂的声音中，感觉到了前所未有的宁静。没有以前想象的那么可怕！感觉身体也跟着舒服了、放松了，再也不用紧绷着身体，随时准备战斗或者是逃亡了。觉得外在否定的声音无所谓了，任由它来，也任由它去，她还在这里，她还在依着自己的思路，做自己想做的事情。

催：午阳一直感觉到周围有一种能量要将她吞没，她一直在做垂死的挣扎。请问潜意识这种能量的实质是什么？

潜：由金钱的匮乏引发的不自由的感觉。一方面午阳知道，自由会有的，想要的那些都会来到的。但午阳还在担心，她会不会像她爸爸那样一辈子都等不来这种自由。其实，她不需要担心，她怎么会复制她爸爸的一生呢？她是不一样的。

催：午阳的身体情况一直比较糟糕，经常会胃疼、恶心、腿软、脖子硬、双肩紧缩、痛经，我相信她身体各处的这些问题您是了解的，现在我想请求潜意识为她疗愈身体！

潜：……她现在能感觉到双臂疼痛，手心向外排寒气，这是在释放她长期以来压抑在身体里的紧张、恐惧。……身体好像慢慢变暖和一点了。（感觉那边有事情正在进行，不怎么搭理催眠师了。）

催：这些是如何做到的？

潜：用肯定、鼓励的白光能量去替代那些紧张和恐惧。……（感觉到对午阳身体的调理一直在进行。）身体越来越亮。白光走到哪里，黑暗负面的能量就退让出来，消散开去。……能量还集中在手臂附近，肩膀的紧张已经缓解了，这些紧张通过手臂排出体外。

催：现在她身体的感觉如何？

潜：现在她的肘关节特别疼。她还在上学的时候，这个地方就会特别的疼，特别怕风，现在这种疼痛的感觉跟当年是一样的。这个地方积压的寒凉比较多，现在是在疗愈她很久之前留下的问题。肘关节疼痛，不能灵活地弯曲，就不能自在地去拥抱生活，拥抱别人。失去了拥抱的能力，就很难积极热情地去生活。她一直觉得拥抱很肉麻、很不自在。

催：拥抱真的很肉麻吗？

潜：她最近去国外旅行才发现，拥抱可以很真诚、很自然。刚开始的时候她一点都不享受与别人拥抱的过程，就想着走个过场就结束。她总觉得与别人保持一定的距离才会舒服。帮她调整之后，她的肘关节就会变得灵活，可以随时随地去拥抱别人，也接受别人的拥抱。

催：现在能量疗愈到什么部位了？

潜：腰，平时她会觉得整个腰空掉了，没有任何力量的支撑。现在感觉到腰里面有些东西一直在跳动、在灌充。现在，源源不断的白光一直进入她的身体，冲刷她的身体。其实她心里很清楚，是心里先有病，身体才会有病。

催：告诉我现在身体有什么样的感觉？

潜：感觉身体的多个关节一直在向外冒冷风，不像刚才那么疼了。

催：请潜意识一边调整她的身体，一边回答问题。为什么她一直剧烈地痛经，每次来例假都像要死了一样？

潜：恨。（回答干净利落，掷地有声。）对她妈妈的恨。恨她妈妈没有在生活和精神上滋养和哺育她。她对妈妈的恨转向了对女人的恨，对女人的恨又转向了对女性生理特征的恨，所以她就开始攻击自身的女性生殖系统。

催：当她知道了这个逻辑之后，她痛经的情况会有转变吗？

潜：不会。在她的心里，她宁肯忍受疼痛，也不肯原谅她的妈妈。不想原谅也无法原谅。她太不负责任了，不管不顾。（午阳开始哭诉……催眠师才回过神来，原来她之前对爸爸的恨只是看得到的海平面上的一角冰山啊!)午阳有一种生下来就被妈妈抛弃的感觉,她从小哪里都可以去,就是不想在家。在她的记忆中妈妈总是不在家,妈妈不在家的时候就会爸爸在家,而爸爸在家对她永远都是非打即骂,在她恨爸爸之前,她更恨的是妈妈。

催:我想到了刚才情景三中的妈妈,她跟午阳的妈妈有些相似。

潜:是的,她们以自己的离开来最大程度地保护自己的孩子。她妈妈有抑郁症,她妈妈的内在只有抑郁,没有阳光,所以,妈妈选择了切断与孩子的关系,也不要将自己的负面情绪传递给孩子。这是无奈之下的最好的爱的表达。

她妈妈为什么经常会离开家去到姥姥家住?是因为她妈妈根本没有爱的能力,她需要回到自己的爸妈那里去索取爱、感受爱。当时午阳姐弟还小,根本没有能力去照顾妈妈、安慰妈妈。偶尔妈妈回到家里,也相互不交流。所以,午阳从小根本不记得与妈妈沟通的场景。她晚上不愿意回家,其实就是各种"作",就是想让爸爸妈妈看到她,可是每次都招来爸爸的一顿打,爸爸会说:家里都忙成这样了,你还在给家里添乱,你就不能省省心!其实那个时候她特别不明白,什么都没做,为什么每次都挨揍?!

催:现在午阳已经看见了事情背后的真相,会有什么新的变化吗?

潜:午阳愿意用自己的能量去温暖和感化她的妈妈,但是,她还觉得自己无计可施,没有办法接近她妈妈,她妈妈的世界真的是完全封闭的。其实,不需要"计",只需要"爱"。她的关节已经被疗愈好了,只需要张开双臂去拥抱她的妈妈,她妈妈就会感受到温暖和爱。

催:午阳愿意去拥抱一下她妈妈吗?

潜:愿意。其实她一直以来特别想得到妈妈的拥抱。但她没有弄明白一个问题，其实她拥抱她妈妈就是她妈妈在拥抱她啊！现在，她终于有勇气主动拥抱妈妈了，并且说"妈妈，我爱你"。（转成为午阳的口气，大声说）"妈妈——，我爱你！"（午阳放声大哭……我足足等了"一个世纪"，午阳的情绪终于平复了下来。）

催：有什么感觉？

潜：其实妈妈不是不爱我们，只是没有能力去爱。孩子在抱着她或者亲她的时候，她也会很开心。但是她下意识地还是想把我们推开，好像是一种惯性，她还不太习惯我们的拥抱。孩子跟她亲近，她会受宠若惊，她觉得她不配得到这些，或者她觉得这些是假的，很快就会改变，变回大家彼此都很漠视的那种感觉，因为那种感觉她是习惯的。她怕离我们太近，然后又突然地失去我们。午阳需要一次又一次地靠近妈妈，张开双臂，拥抱妈妈，让她相信，她的孩子回来了，不会再一次轻易地抛弃她，离她而去。而且女儿真的长大了，有能力去拥抱她、照顾她、安慰她了。

催：当你再一次去拥抱妈妈的时候，妈妈有变化吗？

潜：有变化！我能够感觉到她也很渴望别人的拥抱。但是她更习惯把自己藏起来，藏到一个别人无法碰触的地方。她因为眼睛的问题，对别人的脸色和目光特别的敏感，这件事她在乎了一辈子。她真的害怕别人看到她的缺点和不足，她总觉得别人一个眼神就已经看出她这只眼睛的问题了。

催：现在再来感受一下身体子宫及其附件疗愈得怎么样了？

潜：现在感觉一阵阵地麻，从腹腔的上面到下面往外走，像是在向外传送东西，从两个胳膊向外走，所以肘关节比刚才更疼了。

催：都是些什么东西？

潜：从小父母对她的冷漠，不关心和鞭打。爸爸传递给她的对金钱的匮乏感以及之前她对父母的愤怒和记恨。

催：我很好奇，腹腔离两腿比较近，为什么不从腿向外排呢？

潜：因为她的腿没有任何的知觉，全部是麻木的、堵塞的，她完全感觉不到自己两条腿的存在。

催：请潜意识帮忙清理一下她腿上堵塞的东西！……现在感觉怎么样了？

潜：感觉双腿有点温热了。感觉从脚底的涌泉穴排出一些黄色、黑色的东西，半固体、黏稠状。

催：腿的情况现在如何了？

潜：踝关节一直麻麻的。不过现在头疼加剧了，这是她从小最严重的问题。

催：请问，她为什么会头疼，小时候还那么严重？

潜：是为了唤起关注。先不要说话，让她感觉一下这个疼痛。

催：好的。

潜：头疼的原因是发愁。不是她发愁，而是她爸爸发愁。她看见爸爸在发愁，皱眉头，她不敢放松。

催：知道这个原因，是否就可以放下了？

潜：还不行，因为她觉得不跟她爸一样处在一个"发愁"的状态，就不会被爸爸喜欢。

催：是时候该放下这种担心了，因为午阳已经知道爸爸真的很喜欢她。

潜：是的，但是午阳觉得，爸爸应该喜欢自己像他一样，有种"先天下之忧而忧，后天下之乐而乐"的精神，要未雨绸缪，要有忧患意识。其实午阳本身不喜欢这种忧患意识，在她看来能过好一天、开心一天就可以了，但是爸爸给她植入的这种忧患意识已经很深了，她学会了为长远打算。

催：知道了这一层真相之后，午阳的头疼会消失吗？

潜：需要午阳有了一定的能力、干出一定的成绩之后。能自力更生，前途可见之后，她和爸爸才会彻底地放松，才不会忧虑。因为即使爸爸不干预她，她在没有做出点实际的成绩之前，自己也会为自己捏一把汗。

催：她爸爸是想通过不断的忧虑让她的未来过好呢，还是从现在开始，每一天开开心心地，一连串地都过得很好？

潜：开心是不需要条件的。但是午阳一直很犹豫，很想忠诚于她爸爸的想法，跟她爸爸保持一致。（催眠师在现场能感受到午阳的复杂心情。）

催：请潜意识解释一下。

潜：好像是爸爸这一辈子都没有过好，没有获得金钱上的自由。所以他总在担心午阳会像他一样。午阳感受到爸爸的这种状态，所以特别纠结。但是午阳需要知道，担心并不能解决问题，她爸爸一直处在担心之中，而不去想办法解决问题。对于午阳解决经济问题的各个想法，完全超出她爸爸的认知范围，他看不到现在是一个网络的时代，面对着一个他不熟悉的世界和不再听他安排的女儿，他除了担心，别无他路。

催：他们不理解午阳，现在午阳却理解他们了。午阳可以选择是走自己的路，还是带着父母的一些色彩和影响去生活。

潜：走自己的路！

催：当她这样选择的时候，头疼的感觉如何呢？

潜：疼的地方慢慢缩小了，缩在了一个点上，百会穴上。

催：好的，（催眠师打了一个响指。）打开百会穴，让想出来的出来，让白光进入。

潜：午阳好像不相信它们就这样离开了，就这样头就不再疼了。

催：好，你的意念力是十分强大的，只要你选择允许它们离开，它们就会离开。你现在感觉一下，自己允许这最后一点疼痛的感觉离开吗？

潜：她不允许！

催：为什么？

潜：如果在身上残留一点点病痛，她还可以继续取得别人的保护和关照。她不想一下子变得彻底地强壮起来，无所不能。

催：午阳愿意保留这一点点头疼的情况吗？

潜：她竟然是愿意的。（感觉很意外的口气。）

催：好的，这是她的选择。当有一天，午阳成长得非常强大时，而且，她也相信自己非常强大时，这一点疼痛就可以离开了？

潜：是的。

催：现在请潜意识关照一下她的胃，看一下胃的情况怎么样？

潜：刚才在调整的过程中，她的胃开始有一点点蠕动的感觉，有一点温热的感觉了。

催：好的，让白光再一次检查午阳的身体，看一下现在的情况。

潜：很多的东西都飘离出了身体，还在身体的周围，还没有完全消散，但是身体已经非常舒服了，暖暖的了。

催：能够告诉她这次催眠对她的意义吗？

潜：旧的过去已经死亡，新的生命已经重生，正在绽放。

催：在最后，你可以说一句话或一个词送给她好吗？

潜：向着光的方向前进！

催：谢谢您今天给午阳的这些回答以及对她身体的疗愈，我们结束吧！

五 余韵尾声

催眠结束之后的一段时间，午阳经常发来一大段的感慨与我分享。我摘录在这里，算是对这次催眠记录的补充。

老师，每个人都有自我疗愈的能力。我从去年开始疗愈自己，慢慢地从行尸走肉变得敏感起来，我努力地去读一些书，学习如何看见自己，疗愈自己。身体越来越敏感，也越来越能快速地捕捉到周围的一切，那种死亡的感觉一点点逼近，压得我实在喘不过气来。这次催眠加速了死亡的到来，也唤醒了新的生命，点燃了新的生命。一年的时间，宇宙给我安排了很多折磨我的人，让我加速死亡，也加速蜕变，美极了！我相信这是一次具有里程碑意义的对话，这真的是一次重生，该死掉的终于走了。

我这两天在家里打坐，听催眠的录音，感觉我对我爸的理解更透彻了。那天我身体里还有负能量没有完全释放掉，回来后我感觉到寒冷、紧张还在继续向外排，我能感受到能量慢慢注入身体，然后身体由冷变热，总之，感觉挺好的。

我之前也去做过心理咨询和灵性疗愈。但您是我目前见到的非常有智慧的老师。在我情绪异常激烈的时候，您一点也不受影响，依然富有正能量地平静地陪伴，在我不知道说什么的时候，一个词或者一句话的引导都会很给力。老师的引导真的很重要。我之前做疗愈的老师会直接"告诉"

我："爸爸很爱你，你应该跟他和解。"我觉得这是他们的主观想法，我完全感受不到爱，被逼和解让我感觉很不好！而这一次，我感受到了我爸爸的状态，也感受到了他的爱。我那天看见您的一句话：以前总想着自己为个案多做些什么，现在却想着自己少做些什么。这真的很棒，让个案还原自己的状态，找到自己！

我反反复复听催眠录音，灵魂真的太有智慧了，她给了我很多新的启发，让我感受到一切大爱。

还记得那个树洞里出现的猫吗？我现在终于知道它的意义了，那是我的化身。第一次猫在树洞里出现，它身体紧缩着，很害怕，也有很强的攻击性，一直在黑暗的角落里。那就是我，既让人心疼，又让人不敢走近。所有的攻击性都来自于恐惧，它需要自我保护。第二次在树洞外面出现，男孩在等爸爸出海回来，它在男孩身边陪着他晒太阳。那不就是我自己吗？我经常会跟自己说，没人和你在一起的时候，我会一直陪着你！第三次出现是男孩自己出门去捕鱼，回来的时候做鱼和猫一起吃。现在我突然明白，无论生活多么艰难，我一直都没有放弃过我自己！摩洛哥是一个猫的国度，随处可见各种各样的猫，还有的和你蹭来蹭去。我在回国的前一天，专门写了一篇关于猫的文章，不知道为什么，总感觉它们就是我自己。

我后来总是在想，宇宙是很有智慧的，我发现那个情景回溯中的各个元素都是有指代意义的。黑人男孩——自己、猫——对我不离不弃的内在自我、暴躁的爸爸——我爸爸、弃子的妈妈——我妈妈、阿根廷男孩——指引未来的高我，每一个元素都是真实存在的。摩洛哥应该是我的家，我在非洲第一次接触黑人，对他们有不一样的情怀。在非洲大部分黑人都很穷，他们会想各种办法去维持生计。我很喜欢看着他们，心里有说不出的心疼。

这样的故事设计，如同我现实情况的再现一般。这次去非洲，特别是在摩洛哥，相当于我回到了家，我的紧张和恐惧无法压抑，到了爆发的边缘。我多少次都觉得自己回不来了，因为一直有一股莫名的能量（那是新生的能量）催着我走向死亡。然后这一切就真的发生了，旧的自我已经留在了摩洛哥，我回国立即疗愈了自己，开始了新的生命。多么有意思的一件事，我感觉好神奇，潜意识真的太有智慧了，它指引我看清了我的前世今生。

催眠中那个黑人男孩自杀后，我看了一眼水里的身体，那个身体变白了，发出了特别强的光，我知道，那代表着新生，而且是有光亮的未来。老师，您觉得呢，是不是特别神奇？

老师，我现在身体好多了，胃疼也好很多了。

不到半个月的时间，午阳结清了催眠所有的费用。她说，在微信朋友圈里晒了从国外带来的小饰品，大家很喜欢，一下子收了一大笔预定的货款，连她都没有想到所有的变化来得这么快！

催眠师说

在前期沟通完全顺畅、信任基本建立的基础上，这场催眠还是整整做了十个小时，如果不是晚上有公开课的安排，这一次催眠的时间可能会更久一些。我知道，我需要足够的时间让午阳的心慢慢复苏、慢慢敞开，我需要足够的耐心陪伴着午阳破茧成蝶、次第花开。

不是催眠师告诉个案，你应该怎么做，你应该怎么选择，而是在那样的一个境遇里，在整个能量场的发酵中，个案慢慢地就会明白，人生的路该如何走下去。催眠是一次开启的仪式，它的意义不是解决所有的问题，而是开始疗愈所有的问题。

结巴

引子

  顾妍跟我说要预约一次催眠，解决自己多年来的结巴问题。她说不确定可不可以成功，但自己一定要试一试。

  我想起之前听说过催眠解决结巴问题的一个例子。一个男人在催眠的过程中发现了自己结巴的原因：当他还是一个小男孩的时候，他看见一只小鸡在院子里的大水盆里挣扎，他跑去告诉大人："小鸭子要淹死了！"每个听到的大人都说："胡说，小鸭子怎么会淹死呢！"他特别着急想要争辩，却看到了大人或漠然或不容置疑的脸。他越着急却越说不明白，不知道自己错在了哪里，为什么大家都不相信他。当他知道问题的关键点是小孩子分不清小鸡和小鸭时，自己忍不住地大笑起来，结巴的问题也好了。——发现真相，站在一个新的高度重新看待问题，是催眠解决问题的重要途径。

我也好奇，顾妍的问题潜意识会如何呈现，又如何解决。

一　与个案面对面

在顾妍周围的人看来，她预约催眠是一次很疯狂的行动！她生活在中国边疆一个很小的县城，在那个地方，很多人的意识还停留在做心理咨询的人都有精神病的时代，催眠可以治疗结巴在他们看来更是痴人呓语，闻所未闻。而且，她已经结巴了这么多年了，上学工作、结婚生子，日子过得顺风顺水的，大家都接受了这样的一个她，不明白为什么她忽然心血来潮，要做什么催眠来解决多年的结巴问题。不仅如此，从她在的城市到北京山高路远，交通不便，来一次北京挺不容易的，周末两天都不够往返，需要另外请假。但是，顾妍还是来了！

听顾妍讲她的生活经历，绝对是小城市幸福生活的范本：她和她先生是大学同学，毕业后一起分配到了现在的单位。双方父母各给了一套房子，两个人过了很多年的二人世界的快活日子，才生了现在的女儿。单位效益很好，工作不累，可以说是有闲有钱。下班之后，做得最多的事情就是与朋友逛街唱歌、撸串喝酒。她喜欢玩儿，经常到各地去旅游，所以思想很开放，认识了很多有趣的朋友。其中有一个朋友跟她介绍了催眠和我。

但是，在顾妍的问题清单上也写着很多的困惑和烦恼：她高中的时候有一段用情很深但无果的初恋；她现在有一个很诱人的工作机会，她在犹豫要不要跳槽去一家私企；她有一个专业资格考试很多年都没有通过，她觉得自己的注意力无法集中，记忆力越来越差。她妈妈连续生病住院，总是虚惊一场，搞得她焦头烂额。妈妈精神好的时候，就搞投资、买保险，三五十万花在哪里了都不知道。自己的身体感觉也很疲惫，腰不好，颈椎不好，膝盖也不好！以前跟朋友们喝酒挺开心的，现在只要一喝酒，就醉，不知道自己会说些什么，得罪了人都不知道。

除了这些可以拿出来跟同事朋友分享的苦恼之外，还有一些她谁也不想说的问题。她说，年轻的时候光想着玩儿，不懂事，流产过好几个孩子，现在很后悔。等到最后想要孩子的时候，备孕的过程非常艰辛。不记得有多少次在卫生间里忐忑地对着镜前灯看试纸的变化。个中滋味，只有经历过的人才会懂得。现在政策放开了，看着周围同事闺蜜的二胎纷纷出生，她又犹豫要不要再生一个。就在她鼓足勇气要再生一个的时候，她感觉老公对她心不在焉，夫妻生活也不尽如人意。她不知道自己从哪里冒出来的想法，却再也压制不下去——她怀疑老公外面有人了。要命的是，就在她起疑心的时候，自己染上了妇科的一些炎症。一切都怪怪的、黏黏的，粘在哪里都扯不下来，看着哪里都疑神疑鬼的。

压倒她的最后一根稻草是，她忽然发现自己四岁的女儿开始结巴了，那个神态和感觉跟她一模一样。她彻底崩溃了！考试可以不过，职称可以不评，工作可以不换；感情可以变淡，老公可以散养，日子可以闭着眼睛继续这样混下去，但是女儿不能像她一样结巴！

只有她自己知道，结巴给她带来了多少痛苦！在她的印象中，她很小就结巴，是从学一个结巴的邻居开始的。那时候，她觉得结巴很好玩儿，也是偶尔一段时间严重，一段时间就没事了。让她后来百思不得其解的是，她初中和高中的好朋友竟然都是结巴。那时，她觉得需要放慢说话的速度，或者有意无意地结巴一下，让朋友感觉不那么难堪，让彼此都觉得舒服一些。到大学的时候，她觉得结巴很严重了，已经是一个无法改变的事实了。所以，她选择少说话，紧张的时候、人多的时候、重要的场合，她不说话。等到工作之后，她是能不表现就不表现，能放弃的机会就放弃，她对工作吊儿郎当，全不上心，其实，她不是不想好好工作，只是不想让更多的人感觉到一个结巴在喋喋不休。

她跟天下所有当妈的想法是一样的，自己可以受苦受罪，但是绝不能接受让孩子重走她的道路。她知道，孩子结巴是跟她学的。现在，她别无选择，只能从改变自己开始了！

在整个面谈的过程中，能感觉到顾妍一直故意放慢语速回答我的问题。但她说话时结巴还是很明显。

二　情景回溯

我们很顺利地进入催眠状态，片断式的情景开始快速闪现：

情景一：
我看到了一只猫和一只狗，但是它们都被关在了笼子里。（催眠中看到猫和狗很正常，看到被关在笼子里的猫和狗就有些异常了。）

情景二：
我看到了一个洞口，外面很亮。但是我不知道我在哪里，我没有看到我，我找不到自己在哪里。我看到前面很亮，但是我不知道怎么可以去到光亮的地方。因为我走不动，我不知道自己在哪里。我感觉自己移动不了，因为我感觉不到自己的身体，找不到自己在哪里。……洞口也看不见了，什么都没有了。周围成了一片黑色。其实，我很想找到那片亮光，至少那里是亮的。我记得洞口的前面是一个蓝色的通道，不过现在没有了。我始终找不到我在哪里，我找不到自己。（"找不到自己"这类的话，反反复复说了有十遍八遍。那口气很疑惑也很焦虑。）

情景三：

我看到一个悬崖，一边是很陡峭的山，有一个桥可以通过去，这里看起来很危险，但我知道我能过去。……我又什么也看不到了，周围一片漆黑，但是带一点点的蓝色。我的感觉不知道对不对，我站在一个洞口里面，可以看到外面的天空。有一只鹰从洞口往外飞翔，飞到了天上。……我看不到那个洞口了，周围变成了灰黑色。……我感觉从洞里出来了，因为我可以从外面看到那个洞口，和洞口外面很宽广的天空。我的手很疼，整个手都是麻的，一点感觉也没有了，我从来都没有这么麻过。只有左手是麻的，另一只手没有任何问题。（个案努力地活动着左手，试图甩掉这种麻木的感觉。）

情景四：

晚上，看不到天空，我在田间的土路上，两旁有树快速地掠过，好像坐在车里一样。但是，我始终感受不到我在哪里，也不是真的坐在车里，只是像坐车一样在快速地移动。我看到三个隧道，是火车的铁轨穿过山洞，我感觉是在隧道的里面，但是还是没有我。

情景五：

我看到了楼顶的天台，感觉这是一个圆形的建筑。我需要努力拨开一些东西才能看到天空。但是，我拨开这边时那边又挡住了，拨开那边时这边又被挡住了。……我的手从来没有这么麻过，像被电击了一样，特别是小拇指。（从个案说手部麻木开始，左手的手指就一直在快速地点动，像是钢琴大师不停地在弹奏一般。催眠师下了一系列的指令，处理手部的不舒服。）……我看到黄白色的光亮，一闪一闪的。我不知道光是从哪里来的。但是，看到这些光感觉很好，很舒坦。光越来越大，越来越亮，白光存在的时间也越来越长，不像之前那样忽明忽暗了。……光亮扩大了，变成一整片天空，天上有气球在飘。……眼前一瞬间变成了白色的一片，整个世界都亮了，心里很舒服，我也不知道是什么原因。

情景六：

有个长头发的小女孩唱着歌从路上走过去，两边都是树荫。女孩大概十五六岁的样子。……有一个小男孩在玩儿沙子，用小铲子在推沙子。

情景七：

我看到两座圆圆的建筑……噢，我是在宇宙中，那是两个圆圆的星球。我看到了宇宙之光，有蓝色、绿色、黄色。那些在宇宙巨大空间里的光像雷电一样不断地闪动，强大而震撼。……天上有很多飞机飞过，是沿着一定的航线飞过去的，好像是哪里发生了战争。一架又一架飞机很有力量地飞过……我的手还在发麻，像是被电击了一样。

情景八：

回到了我小时候，我看到有一天夜晚，爸爸正在打我。

三 与潜意识对话

催：催眠刚开始的时候，顾妍一直说找不到自己在哪里，这是为什么？

潜：她过得很压抑。很多时候她应该能看见光亮，她需要自己去找。她应该知道光亮对她来说代表着什么。当她能看到光的时候就好了。（潜意识说这些话的时候，顾妍有种感动得要哭的情绪。）

催：为什么她一直感觉自己在黑暗之中，却走不出去？

潜：开始的时候，是她不想走出来。

催：为什么不想走出来呢？

潜：（一边哭，一边说。）她的心特别善良，所以不想走。她觉得她很洒脱，但是她没有。她很多事情都拿不起，也放不下。

催：有什么事情她拿不起、放不下呢，这与她的善良有关系吗？

潜：她害怕伤害到别人。

催：为什么走出去会伤害别人，她是怎么想的？

潜：她要按照自己的心愿走出去，她应该走出去，外面很光明，她能走出去，亮光会越来越大。她会很安心。之前她不想走，现在她想明白了，可以走出去了。

催："走出去"的人生是一种什么样的状态？

潜：走出去非常好。当她看到最后的光亮的时候，她非常开心。她不走出去，就会很压抑，一直压着她。所以，她开始看到的是一点点的亮，她知道她能走出去，她能见到光。她能办到的，她一直在寻找。她是一个有情有义的人，做什么事情都不会对不起别人的。

催：那她以前在担心什么呢？她压抑了那么久，她在害怕什么？

潜：害怕她老公。其实，她并不是怕，她只是在担心，担心对不起她老公。不会的，她一直对他很好，对他的家人也很好。

催：她为什么会担心自己对不起她老公？她内心在纠结什么呢？顾妍知道这是一件什么事吗？

潜：她知道。

催：这件事情对她有很大的影响吗？

潜：这件事情与她没有那么大的关系，不会影响到什么。她对老公很好，即使她做了伤害过她老公的事情，她还是会对他非常好。

催：她做过伤害他们关系的事吗？

潜：是的，出轨。（催眠师还是感到有些意外。刚才面谈了两个小时，完全没有谈到这件事。）

催：她老公知道吗？

潜：不知道。

催：她现在要如何处理这件事，才符合她的最高利益？

潜：她没有伤害任何人。

催：为什么您要反复强调"她没有伤害任何人"？

潜：她认为她伤害了她老公，其实她没有。她没有做错什么，不要再去多想了，不要再自我折磨了，一切都很好。

催：您觉得她相信吗？

潜：她很犹豫，什么事情都断定不了。

催：她为什么是一个很犹豫的人？

潜：她没有自我。

催：为什么这样说她呢？为什么您反复说她找不到自己呢？

潜：她以前把自己一层一层埋起来，现在需要一层一层扒开，才能看到自己，做好自己。

催：她为什么会把自己一层一层埋起来？

潜：她不想让别人看到她，因为她心里装着的事情太多了。她的说话就是一种障碍。

催：她设置这个障碍是想挡住什么呢？

潜：她的第一个男朋友让她受了很大的伤害。她很喜欢这个男孩，但是他和她分手了。她很悲伤，就有一个心结。从那时开始就把这个心结埋藏了。她需要一点一点把这个心结打开，最后，她看到了光就很舒服。

催：那个心结是什么呢？

潜：她自己正在打开。（潜意识一直没有说出来，这个心结具体是什么。）

催：此刻吗？

潜：是的。

催：是一个什么样的心结？您能给我们描述一下吗？

潜：系了一个扣。

催：她知道是因为这个心结导致结巴严重了吗？

潜：她之前不知道。

催：解开这个心结，结巴的问题就能解决吗？

潜：不全是。她的思维像一个扣子那样在拧劲儿。解开了，顺畅了，她就能看到光明了。

催：她的思维在什么方面拧劲儿？

潜：情感方面、事业方面，都有。

催：除了第一任男友让她受伤之外，还有什么情感问题让她拧巴着？

潜：她很招风，吸引异性。

催：她是故意释放女性的魅力去吸引异性，还是无意中就会得到男人的喜欢？

潜：她无意中就会得到很多男人的喜欢。但她不想伤害别人。

催：她觉得她的桃花运会伤害到她先生，是吗？

潜：是的。

催：现实是这样的吗？

潜：其实并没有伤害她先生。

催：她也怕伤害那些喜欢她的男生，是吗？

潜：是的，但是她还是伤害了一些喜欢她的人。喜欢她的都会走的。他们都很好，她跟任何人都相处得很好，她不想去伤害任何人。她不知道自己在做什么，她想的事情太多了。

催：这不仅影响了她的结巴，也影响到了她的注意力？

潜：她想得太多了，所以影响了她的注意力。所以，她考试总是考得不好。如果她把这些事情都放下，所有的事情都会变得好起来。

催："把这些事情都放下"？把什么样的事情放下？

潜：她正在一点点地做，正在朝着光亮走去。（潜意识还是没有具体说什么事情。）

催：看一下她心里的那个结，解得差不多了吗？

潜：是的，但是，她的心结太多了。

催：她刚才提到的出轨的事，这个事情对她也不是很重要，是吗？

潜：是的，这件事情她已经处理得很好了。她一直不想说，她不想让更多人知道。

催：她为什么一直在洞里不想走出去？

潜：她不是不想，是找不到出口。找一找发现找不到就不想找了。找到出口她就能出去，她需要继续找。她现在就在找出口。其实很好找的，只要心态正了就能找到，就能出去。她出去就会有一个很好的自己。

催："心态正"这个说法代表着什么呢？

潜：她想去改变。她不想把结巴带给孩子。

催：她在努力进行自我解放、自我挣脱。所有人都觉得她还没到寻求心理咨询师的地步，但是她觉得"我要变好，我要改变"！

潜：对。有时候她觉得自己很脆弱，其实她很坚强。她只要相信自己，什么都会做好的。她还是缺乏信心。

催：她为什么对自己没有信心？

潜：她曾经太贪玩儿了，喜欢喝酒。现在她改了很多，现在她做得还好。

催：您让她喝完酒后失忆、不舒服、不知道自己干了什么，您让她这样就是为了告诫她，让她不要再喝酒了，是吗？

潜：对。

催：慢慢地她就会因为您的提醒收敛很多。

潜：是的。她做错事了，她自己也知道悔恨了。（什么事一直也没有说。）

催：那她手上为什么会起一些痘痘呢？

潜：这是因为她一直想要孩子，终于给了她一个孩子以后，她的身体肯定会有变化。这也是对她的一种惩罚。

催：怎么理解"惩罚"？

潜：因为她的不懂事，失去了好几个孩子。所以要惩罚她。

催：那她现在知道错了，也有悔恨，这个惩罚到时间了吗？

潜：没有大问题了，她不必担心。就是她的心态变好了，身体各个方面都会向好的方向发展。

催：她看到黑暗中什么也没有，后来看到一个悬崖，总之都是很危险，但是都能过去，为什么让她看到这些？

潜：她想要实现的事情看起来危险，但只要慢慢走，都能过去。只要她敢走，她都能走过去的。这条路很长，看似很险，只要小心总能走过去的。

催：也就是说您在这个场景给她传递了一种信心？

潜：她心里知道能过去，看着很险，她相信自己能过去。

催：她看见一只鹰从洞口飞出去代表什么？

潜：只要她走出去了，她的事业就会蓬勃发展，就会像鹰击长空一样完全的自由。她很有潜力，以前她总是犹豫。

催：她看到一片天，从这边扒开那边又堵上，那边扒开这边又堵上，是什么意思?

潜:这样来来回回地扒,才会看到越来越宽广的天空。想达到目的不是那么容易的。想看到光明就必须要付出,付出得不够多是不行的,付出一定要到位。

催:不能说就复习了两天没有通过考试,还觉得自己很委屈。

潜:她以前没有复习到自己所能达到的程度。但这次真的很用功了。

催:当她看到外面变得特别白特别亮的时候,她突然觉得心里面特别舒服。

潜:会有这个时候的。

催:您给她传递这个画面就是告诉她只要出去了,就能体验到这样的心境,是吗?

潜:对。她现在的心态飘忽不定,还有些犹豫和摇摆。

催:好,请继续帮她解开心结,争取今天能全部化解。……她看见一个小女孩唱着歌在树荫下走,这是为什么呢?

潜:她也有无忧无虑的时候。她只要开心,无忧无虑,就会没有任何烦恼。这个画面是想告诉她,有些烦恼都是自己添加的,别给自己那么大的压力。

催:她能做到吗?

潜:她能做到,我也知道这很难,但她慢慢会做到的,她还是不太自信。

催:她看到一个小男孩在玩儿沙子,这代表着什么?

潜:这是她的孩子。她的孩子很好,不用那么担心。

催:她不是有一个女儿吗?

潜：这是那个流产的孩子，她的上一个孩子。她看到孩子是在和一个大人在一起玩儿，被照顾得很好，她完全不用担心。她看到的是两只手的画面，一只大手和一只小手，是大人在带着孩子。

催：能看一下她还会有第二个孩子吗？

潜：这个要看她，她想要就会有。不用太纠结，她什么事情都太纠结了。但是她要做一些准备，去医院检查一下。

催：她看到宇宙中两个星球像雷电一样闪光，是想传达什么给她呢？

潜：她的能量特别特别大。但是她没有运用。

催：她都压抑和内耗了？

潜：对。好好利用这些能量，她会像飞机起飞一样，很有力量，就看这些能量怎么运用。她还不知道如何去运用这些能量，她得先有一个良好的心态，才能发挥她的能量。

催：她很多时候怕伤害别人，所以压抑了自己的很多能量和想法。所以，您需要告诉她，如果她绽放了自己的能量，也不会伤害到别人。这样她才会更放心地做一些事情。

潜：她现在就是在向这个方向走，虽然走得很慢。

催：您觉得她来到这里，与您对话，算不算是一次非常大的推动呢？

潜：算是。她来到这里，回去之后就会有力量，有所作为。这是她的一个起点，或者叫转折点。

催：她以后爆发出力量，也会沿着轨道，像飞机航行一样去做她的事情。

潜：对。很壮观。

催：除了刚才在谈的感情问题，她现在面临着一次换工作的机会，您帮她分析一下，要不要换工作？

潜：这个各有各的好处。我不太建议她换工作。她在这里会慢慢发展得很好。不要急于一时，她正在往好的方向发展。

催：先让自己在这里强大起来，以她现在的状态不适合到一个新的平台上重新开始？

潜：是的。

催：她一开始看到的一只猫和一只狗都装在笼子里，这是为什么？

潜：这代表着她的思想很压抑。当然，生活中她比较怕狗，她内心的想法还是想把狗关在笼子里，当然她现在没有那么怕了。

催：有些事情还是带给她很多烦恼，比如说妇科炎症，到底这个病是怎么得的，她有些怀疑她的先生。

潜：这个没有问题的，她就是想得太多了。对她没有太大的伤害。只要定期复查就可以了。

催：她老公和其他女人聚会啊，聊天啊，她也会觉得烦恼。她想确认一下老公真的没有出轨？

潜：她老公只是跟别人多了一些聊天，多了一些接触。其他的都没有。

催：她说她的牙有时候会疼，但检查不出问题，这是为什么？

潜：她的牙还是有问题的，但没有大的问题。她小时候吃糖吃得太多了导致的。只要最后把这个牙拔了就可以了。她不敢看牙，她害怕疼。

催：这个问题怎么解决呢？

潜：不是什么大事。

催：她左腿的膝盖问题还是挺严重的，影响她爬楼梯、运动。这是什么原因？

潜：她有积液。是她锻炼引起的，骑自行车姿势不对。但是没有实质上的问题。

催：怎么解决呢？

潜：热敷一下。平时还是需要锻炼。

催：还能去锻炼吗？会不会加重伤害？

潜：其实没有那么严重，因为她看到她婆婆腿坏了，不能去跳广场舞，出门也不方便，她心里很害怕，就感觉自己的腿特别疼，其实没有那么严重。

催：您现在能把能量集中到她的左腿膝盖，帮她现场调理一下吗？

潜：我已经帮她调理了。

催：请尽您最大的努力帮助她，因为现在您帮她一点点，就会有很大的改善。她还有点驼背，为什么呢？

潜：这是她小时候形成的，她个子很高，书包也太重了，驼背会舒服，这是养成的习惯。

催：怎么改善这个问题？

潜：心里的状态打开了，自然就好了。

催：心胸开阔了，就昂首挺胸了，自然就不会驼背，是吗？

潜：是的。

催：她曾经做过近视眼手术，她特别害怕复发，为什么会有这个担心？

潜：她总是看手机、玩电脑。我有时候就特意告诉她一下，让她小心一些，让她保护好眼睛。再度近视就是一个伤害，要好好保护自己。其实，她眼睛很好，没有问题。

催：您用偶尔看不清东西来提醒她不要玩儿手机了，保护眼睛，是吗？

潜：是的。

催：她在海南交了一笔定金买房子，她在想这个房子买得值不值，要不要继续付钱买下来？

潜：要付的。确定。

催：买这个房子对她有什么意义吗？

潜：她会觉得钱很难赚，她就不会那么花钱了。她总是瞎花钱，我告诉她很多遍了。她手很散很散的。

催：她说买这个房子跟她妈有关。她妈花了她不少钱，又整天折腾事。如何处理和母亲的关系呢？

潜：她没有记恨她妈妈。她妈妈花她的钱她都无所谓的。没有事情的。这些事情就交给她妈妈自己去处理吧。

催：她总嫌老公对孩子不上心？

潜：她老公就是那样的人。对孩子其实还是蛮上心的。

催：只是没有满足她的期待，不像妈妈那样。爸爸爱孩子的方式都跟妈妈是不一样的，是吗？

潜：是的，他爱他的孩子。没有问题。

催：她说胃还有一些问题？

潜：胃没有太大的问题。就是原来爱喝酒，上火，胃就不好了。

催：也是提醒她不要那么"作"了？

潜：对。凡事都不要想得太多。而且，不要节食减肥，我提醒过她很多遍了。

催：她怎么才能确认是您的声音在提醒她？

潜：她有时候也能感觉到，但是她没有那么去做。

催：她内心的结现在完全清理干净了吗？

潜：现在结是打开了，但是心里的压抑还会慢慢地释放一段时间，不会一下子就好。

催：打开了心结还有一堆烂毛线，还得清理一下？

潜：对对对。慢慢就好了。

催：她心结打开，心情变得阳光，这个结巴的问题也可以得到解决，是吗？

潜：她只要是这么做了就会好的。

催：关于她最关心的结巴的问题，您有什么话想告诉她？

潜：她心里有事情不要藏着，她心里藏的事情太多了。

催：她有心事的时候怎样才能疏解出来？请给她一个通道，一个出口。

潜：不能什么事情都藏在心里，有什么事情就说出来。

催：跟谁说？谁会相信她，谁会愿意听她诉说？

潜：她现在的心情慢慢就会好。以后心里有事情就要说，不要在心里藏。结巴的问题不知不觉就会好。（整理催眠实录到这样，我发现了，这真是个有性格的潜意识，经常答非所问，却依然不会跑题。或许，是我提问得不够好。）

催：真的吗？她相信自己可以变好吗？

潜：不太相信，得有时间。

催：您能给她一个大概的时间吗？

潜：几个月吧。

催：我可以做些什么让她更相信自己？

潜：她会越来越相信自己。她的心结已经打开了。

催：她看到的亮越来越多，她就越来越有信心？

潜：对。

催：她想看前世和谁有什么关系，可她今天并没有看到，会有些遗憾吗？

潜：会。

催：要怎么面对这个遗憾呢？我需要怎么给她解释呢？

潜：这个她期望也不是那么大，只是好奇。她的心事太多了，她要先解开她的心结。

催：最后的时候她看到一个孩子，爸爸正在打她，这是想告诉她什么？

潜：这就是她的童年，童年吵吵闹闹，父母总是在吵架。但是没有影响到她什么。

催：是想告诉她虽然童年时父母吵吵闹闹，但并没有影响到她，也没有什么心理创伤之类的？

潜：对的。

催：妈妈的身体生了一次病，虚惊一场，是想告诉她什么？

潜：妈妈身体的问题是让妈妈知道她是爱妈妈的。

催：妈妈生病之后她的表现是想让妈妈感受到原来女儿是爱她的？

潜：对。这件事情也是告诉她妈妈，要注意身体。她女儿是爱她的，要好好地对待女儿。

催：她说结巴好了，能顺畅沟通了，她就好好工作。那么，她以前不好好工作真的是和结巴有关系吗？

潜：也有很大关系。她结巴的时候都不想跟别人说话。

催：所以随着她结巴好了，她工作的投入度、热情、积极性也会越来越高，工作上会大有作为，是吗？

潜：是的。

催：还有什么话想告诉她？

潜：她慢慢就知道了，梳理了心结就会好了。就像一个堵着的塞子打开了，很多问题随着能量的流动，就会慢慢地代谢出去。

催：谢谢您的指引。

四　余韵尾声

从催眠状态下出来，我问顾妍的手还麻不麻，她告诉我说：整个过程，她的左手一直很麻，像被电击了一样。但是，当我从 1 数到 10，把她从催眠状态呼唤回来的时候，她能明显地感觉到，手一点点就不麻了。等我数到 10 的时候，所有的感觉完全消失了，这个过程非常清晰。

我问她，那你有没有感到进入催眠状态后，自己说话越来越顺畅。她这时才惊呼起来：啊，我觉得现在自己完全不结巴了！她反复地问我：你听听，你听听，还能听出来吗？我告诉她，她走进工作室面谈的环节，结巴还是很明显的。情景回溯的时候，只有偶尔几次结巴。等到与潜意识对话的时候，已经是对答如流，完全不结巴了。惊喜从顾妍的脸上漫延到全身，她把头转来转去，像是跟周围的各种物品确认她真的变了！她每说几句话就问问我——还能听出来吗？还能听出来吗？那欢快的样子，像一个平民家的女孩刚刚穿上了公主裙走进王室的舞会。

顾妍离开工作室之前问我的最后一个问题是：你真的没有电击我的左手吗？为什么你一说结束就一点也不麻了？我笑笑说：这是潜意识干的，这事真不是我干的。我保证！

晚上，顾妍给我留言，说她到酒店给她先生打了一个多小时的电话，把她先生吓坏了。不论她如何解释，她先生也无法理解究竟发生了什么：就是分开一天的时间，她怎么就变了一个人，完全不结巴了！

顾妍回到她的小城之后，引起了她工作单位、朋友同学、家族亲人各个圈子里的一片震惊。她就像是一块天外陨石，坠落在这个平静的城市，荡起层层涟漪。很多人托顾妍来问，他们的问题能不能用催眠的办法来解决。很多那个城市的人加我的微信，都会说是亲眼看了顾妍的变化才相信催眠这回事的。

有一天，顾妍高兴地告诉我，自己不仅结巴好了，工作中也敢表现了。原来一直是请相关部门配合的技术问题，自己一出手竟也搞定了，让周围的同事大为赞叹。听了潜意识的建议，放下换工作的想法，心也踏实下来了。

看完《催眠现场1：情感之困》，顾妍给我留言，强烈建议我把她的催眠故事写到书里去。她说，要让更多的人看了她的故事，了解催眠，相信催眠的力量。我接受她的建议，决定把她的故事增补到书稿中去。

看了工作档案，听了催眠录音，我才发现这个催眠故事里有一个核心点，那就是个案的出轨问题。她那个城市，很多人因为她关注了我的公号和微信，会通过这个故事猜到是写的她。相信没有谁愿意把这个私人问题公之于众。但是如果把顾妍的这个问题避而不谈，很多的压抑、担心以及后来的打开、放下就无从谈起。我问顾妍，要么就不写进书里，要么就如实呈现。她说：写吧，关键是我的结巴真的好了。我很高兴，不为这个案例可以完整地呈现在书中，而是因为顾妍心态的明显转变。

后来顾妍跟我说，整个催眠的过程，有一个画面一直出现，就是胸口这个地方有一堆乱麻线结起来的结儿，在慢慢地打开，慢慢地松开。最后，这些结慢慢消失，只剩下那些线横竖在那里，清晰明了，互不缠绕……

催眠师说

这次催眠是比较典型的瞬间疗愈案例，在一次催眠的过程中潜意识疗愈了个案多年的结巴问题。说是瞬间疗愈，也并不是打个响指一切就完成了，在这个案例中可以清晰地看到转变一步步发生。

这是一个从没有自我到看见自我的过程：一开始一直不知道自己在哪里，到感觉自己在车上，感觉自己在隧道里，再到明确看到自己在楼顶、在宇宙间，最后，回到真实的小时候。

这是一个从一片黑暗到一片白光的过程：一开始是漆黑、灰黑，再到有蓝光出现，有黄光出现，再到黄白光不断闪烁，最后到一片白光。这对应着个案能量不断提升的过程。

这是一个心结不断打开的过程：通过形象的画面，不断地解开纷杂错乱的心结，理顺过往生命中的事与情。

这是一个不断调整心态的过程：只要心态正确，人生就能找到出路。而催眠的过程，就是快速调整心态的过程。

　　这是一个看清真相的过程：童年父母的不和，并没有影响到她。现在，老公也没有背叛她。母亲生病只是让母亲感受到女儿是爱她的。她身体的问题也没有她想得那么严重。

　　这是一个能量直接干预、疗愈身体的过程：我并不知道个案左手在催眠状态下的严重麻木是在调整什么，但我相信潜意识一定是在调整她的身心状态。而且，潜意识也直接疗愈了她左膝盖的问题。

　　这里，没有缠绵悱恻，没有哀怨痛恨，没有豪气干云，但是，这里有疗愈发生。

拯救地球的光之网

引子

　　见面之前，与个案圆圆在微信里聊天。她毫不隐讳地介绍说，自己结过两次婚，生过两个孩子，又离了两次婚。如果只是这些经历，我并不觉得有什么奇怪的地方，大约不过生出人生多艰、遇人不淑这样的感叹。奇怪的是，她把两段婚姻的两个孩子的抚养权都给了前夫。只是这一点，我觉得有些不同寻常。我知道，不同寻常的事情背后自然有它不同寻常的道理，而我，对她的道路和使命也多了一份好奇。

一　与个案面对面

圆圆大学毕业后在老家的县城当老师，工作没多久经人介绍与前夫结婚。婆家是镇上的大户，公公深明事理。她说，她最初的社会经验，为人处世的道理都是跟着公公学的。好像没过多久，前夫出轨，她提出离婚，并把大女儿留给了婆家，她相信把孩子留在婆家，一定会更有利于孩子的成长。离婚后她离开了那个小镇，也再也没有回去看望过那个孩子。虽说放心，但也抵不住夜深人静时涌上心头的无形的思念和自责。她说，女儿现在正值青春期，没有妈妈的陪伴，不知道心情会怎样。

离婚后，她辞去教师的工作，南下上海开创全新的事业，认识了她的第二任先生。受过伤的她对待婚姻自然多了一份谨慎和成熟。犹豫了很久，她又走入了第二次婚姻。他们的感情一直很好，矛盾是从生下儿子后婆婆来看孩子开始的。中国式的婆婆和现代式的儿媳之间永远有着无法弥合的裂痕和鸿沟，仅仅因为这一点，就可以让很多亲人决裂，爱人反目。无数个鸡毛蒜皮的小事累积起来的结果就是他们办了协议离婚。在去民政局的前一天晚上，他们很认真地想了想，好像没有根本的冲突，但圆圆执意要离婚。她现在都觉得不可思议，这婚离得莫名其妙。而且，她说离婚之后，她真的感受到浑身的轻松和自在，这种感受是那么的真实，真实到她不得不承认自己的离婚是正确的选择。

离婚后她辗转来到北京，试着开始新的工作和生活。她遇见了志同道合的朋友们，他们一起着手在互联网上搭建一个平台，在平台上把更多的人关联在一起。但是新工作的开展并不是一帆风顺，其间又有各种人际关系错综复杂，让她心力交瘁。再加上北京人生地不熟，又要经常跑回上海看望自己的小儿子。父母还不知道她离婚的事实，还总要想办法来遮掩这件事，也不知道怎么跟父母解释。看见她北京上海的来回折腾，身边的朋友又在极力地劝她复婚，她也开始犹豫是不是跟前夫复婚，回归原来的生活。因为专家说孩子七岁之前的陪伴是最重要的，她要不要再回去陪儿子长到七岁再放手追求自己的生活？现在的生活到底是不是她当初想要的样子？

这两年来，圆圆的身体状况急骤下降，好像两年能老十岁。所有见她的朋友都会惊叹怎么一下子变化这么大。她也觉得自己做什么都力不从心，一切都摇摇欲坠。她的身体十几年来，有一个最严重的问题就是偏头疼，每次头疼发作起来，只能以头撞墙，真的是撞到头破血流，外在的疼才能稍稍抵消内在的疼。虽然最近这几年比之前好多了，但还是如阴影般挥之不去。她最近跟工作团队去了一趟五台山，在那里有很多奇妙的经历，慢慢地感觉恢复了一些体力。她总觉得冥冥之中有些事等着她去做，但她也不知道感情、工作要往哪里走，她不知道自己的身体怎么会在短短的时间里迅速垮掉。有时她想，自己是不是已经在错误的路上越走越远了。她感觉自己像是开车走在一条陌生的路上，没有导航，找不到方向，越走心里越没有底，不知道是继续向前还是要左右转弯，只能先慢慢地走一步算一步，说不定随时要调头往回走……

二 情景回溯

刚刚开始催眠，我就发现圆圆并没有跟随我的引导慢慢深入，而是迫不及待地展开了属于她自己的画面——

情景一：白光中

我看到了一条宽阔平整的路一直延伸到远方。我正沿着这条路光速向前移动。路的两边好像有楼房，但是速度太快了，根本看不清楚，很多东西都是一闪而过的，只是感觉有很多的影子迅速地撤向后方。渐渐地，这条路变得模糊了，消失了。我感觉有一股力量拽着我快速地向前移动。我一直看到有很多白色的东西，像雾一样，又发着光，到处都是白白的一片，一直笼罩在我的周围，一切都是模糊的。

现在，白光慢慢消失，出现了黑色，或者是大面积的黑中带红的色块，代替了白光笼罩在周围，我感觉有些压抑。没过多久，白光又来了，把黑红的颜色冲淡了，眼前又是白色的一片。没有具体的形状，只是丝丝缕缕的在那里。白光让我感觉很安静，与黑色过来时那种恐惧的感觉完全不同。

情景二：虚空中

我感觉自己在宇宙的虚空中不停地旋转，像星体一样在旋转，周围的一切也在旋转。周围是密密麻麻的星光，辽阔而深邃，我感觉好舒服啊！我在宇宙中穿梭，周围有很多白色的光点划过。

我看到很远的地方有山，我感觉我应该去那座山上，但是我不愿意去。我向后退，要离那座山远点，想到要去那里我就很难过。……我一直在向后退，离那座山更远了。

我又回到虚空之中，感觉这里很广阔，很舒服。在虚空之中，我能看到更远更多的东西，能看到整个宇宙。……但是一回到刚才的白光之中，周围就什么都没有了。我在白光之中什么也看不到，像是被包裹着。但这两个地方，都会让我很舒服，什么也不用想，只有我自己，没有任何外在的杂质。

情景三：海水里

我感觉有一种力量把我拉了下来，我仰头可以看见蓝天和白云了。我感觉自己在海水里，正在快速地向前移动，周围什么都没有。或者是因为速度太快了看不清。努力去看时，就看见像麦穗一样的东西一闪而过。一切都是光速向同一个方向移动，只有我一个人待在那里不动。我看不清它们，是因为它们的速度太快了。

我还在海水里，能看到水中的植物了，到处都是模糊的海底植物。有草有树。现在我开始向前走了，感觉到了自己的身体，感觉到在快速地穿越，快速地闪过很多场景，快速地从这里到那里。速度很快，因为快速而带来了模糊感。

情景四：雪山上

我看到了最开始看到的那座山，是一座雪山。我在半空中看到这一切，上面都是雪，我感觉那里很冷，还是不想去。……但我已经落到雪山上了。这里到处都是雪，我的整个身体蜷缩着躺在雪上，我感觉自己是一个红白相间的机器人。我是从上面掉下来倒在雪地里的，好像机器失灵了。机器人不算大，像个十来岁的孩子。现在，机器人正在充电，然后长大了，可以变形了，变成了一个车，还是红白的颜色，可以移动了。这时，出现了一个人，带着红白相间的头盔，骑车走出了雪地，到了一段山路上。路很陡，两边都是悬崖峭壁，车速很快，不过他一点也不害怕。忽然，车好像出现了问题，他停下来修车，车好像变得只有一个轮子了。画面就停在这里不动了，出现了很多的红色，红色越来越多，感觉好像是这个人受伤了，但这只是我的一种感觉。

情景五：鱼缸中

我回到虚空之中，在那里飘浮着。我看到一个鱼缸，里面有一条黑色的鱼死掉了。再努力去看的时候，里面闪出无数的面孔，男人、女人、老人、小孩，感觉是这条鱼几世轮回画面的闪现。这时，从鱼缸里出来一只黑色的小刺猬，我感觉这条鱼的灵魂要开始刺猬这一生了。这只小刺猬以很快的速度在向前冲，我能看到它背后拉出来的光线，就像彗星、流星的尾巴一样。外面下着雨，这是一个存放灵魂的地方，那个鱼缸只是一个展示台，展示同一个灵魂不同的生世。

情景六：楼缝中

我一直向上飞，飞出了隧道。我从上面向下看，看到两排很高的楼，隔得特别近，楼之间的缝隙特别窄、特别深，都要挤到一起了，特别压抑。两幢楼之间有一个人，看起来非常小。感觉两幢楼都要把他夹起来了，他只能在这个又窄又黑的夹缝里向前走，不能向左，也不能向右。

看到这一切，我有些难过，觉得心里堵得慌，担心他走不出来。我也不知道怎么才能让他出来。但是，他看起来很有力量，不害怕，自己感觉还不错。我不知道他要在这中间干什么。

我感觉有一双巨人的脚，好像被很沉重的铁链子困住了，行动艰难而缓慢。画面定格在那双大脚上，像是穿着铁鞋。那双铁鞋穿在脚上好久了，铁已经嵌到了肉里去了，再不脱就脱不下来了。要是脱鞋，也会脱下一层皮来，血肉模糊。

我舍不得离开，舍不得那个夹缝中的人和那双穿着铁鞋的脚。看着他我感觉很伤心，很难过，但我没有办法帮助到他。

三　与潜意识对话

催：您让她感觉到有很多的白光包围着她，这是为什么？

潜：白光是一种保护，一直有白色的光在保护她。

催：黑光代表着什么？为什么黑光出现时会有压抑的感觉？

潜：黑光代表外面的力量，让她感觉到压抑。她的周围一直有白光在保护她，但也有黑光，这两种光一直在交替。在白光的保护下，她很舒服，黑光一出来，她感受到别人的力量，受到挤压，会感到压抑。

催：黑中带红代表什么？

潜：红光是一种丰富的色彩。外在的力量除了给她压抑，还有一些丰富的东西给到她。

催：您让她体验在虚空中飘浮、旋转、光速移动，是想告诉她什么？

潜：她就是从光中来的。

催：她在宇宙之中？在光之中？

潜：她一直都在那里，转呀转呀，一直都在一个轨道上。

催：她以前知道自己一直在宇宙的轨道上旋转吗？

潜：不知道。

催：她说，她在宇宙中旋转时非常舒服，没有外在，也没有杂质。您让她体验这些是想告诉她什么？

潜：外面都挺好的，没有什么伤害。

催：为什么要告诉她外面没有伤害呢？

潜：她害怕别人伤害她。

催：她看到了，就不用再担心了。她看到了一座山，她觉得应该过去，但又不想过去，这是什么意思？

潜：山代表着负担。

催：什么是她生活中的负担？

潜：很多很多，家人、朋友、想法……这些负担都是她想象出来的。就像刚才，她只是远远地看到山就躲了。很多东西，她只是远远地一想到，她就觉得是负担了。

催：其实那个山，或者她认为的那些负担，是影响不到她的？

潜：是啊，挺远的。但她心里偏又想去，偏要把这个负担捡起来放在自己心上。（"天下本无事，庸人自扰之。"很多我们所认为不可推卸的责任，不能放弃的义务，都是我们执意要去捡起来放在身上的。这不是别人的需要，这是我们自己的需要。我们或多或少都要从中去证明自己存在的价值。如果认识到这一点，就可以选择随时放下或继续负重前行而毫无怨言了。）

催：那她应该如何去面对所谓的负担？

潜：挺简单的——没有外在，没有障碍，也没有杂质。

催：很好！您让她从虚空落到海里，在海里的体验是想告诉她什么？

潜：还有很多她看不到的东西。但是，那些东西在很深的地方，不会影响到她。

催：为什么她总是体验到"光速"的感觉，感觉到有外力在推着她，在光速移动？

潜：宇宙中有很大的力量在推动着她走。生活中，也有很大的力量在推动着她做事情。

催：这是什么力量？

潜：宇宙的力量。

催：就像推动星体在旋转的力量？

潜：是的。

催：面对这无边的力量，她应该怎么做？

潜：顺着走就好，要快速地走。

催：您觉得她现在的速度有点慢吗？

潜：是的，有点慢，周围的速度太快了。她要快一点，快一点，快一点！她有点慢了。

催：是什么阻碍了她？

潜：她的想法。

催：什么样的想法？

潜：她的想法太多。她想象出来的山，想象出来的海底。是想象出来的障碍，阻碍了她。

催：您让她看到瘫痪在雪山上的机器人后来就变成了车，是想告诉她什么？

潜：告诉她不管在多大的困难中，她都可以重新振作起来，可以走得很好。

催：嗯，我明白了，所以在很陡的山路上，她也觉得很安稳。

潜：是的。不要害怕，继续走就好了。顺着不同的环境，她自动会有应对的能力。

催：为什么后来车变得只有一个轮子，好像是坏了一样？

潜：有些东西该放手就放手。就像是那个车，到了一定程度就要放下，不能再留恋那个车，它到了最后只剩一个轮子了，它已经完成任务了，该放手就放手吧，你可以走了，不能再留恋了。

催：要是不放手，扛着这个车走的话，未来就会更辛苦！在生活中，她有什么放不下的吗？

潜：放不下孩子，放不下感情，放不下亲情。都一个轮子了，还不放下！所以画面就定在那里动不了了。车也走不了，人也走不了。

催：最后她感觉到那个人受伤了，然后红色越来越多，这代表了什么？

潜：她的心被影响了，影响还挺严重的。

催：生活中什么影响到了她的心？

潜：第二段婚姻对她的影响还是很大的。牵扯着她的心，红色的面积就会越来越大，越来越大。

催：您让她看到这一切是想告诉她什么呢？

潜：快点跟着大部队走吧，没什么可以留恋的。周围的速度很快了，你再不走就有点跟不上了。赶快走吧，赶快走吧！（急促的口吻！）

催：跟着大部队走？大部队是什么？

潜：宇宙的力量。宇宙的力量在拽着她向前走。

催：您能具体解释一下，这宇宙的力量在推动她做什么吗？

潜：未来所有人都要走的一条路，沿着这条路一直向上走，最终会走到宇宙不断旋转的那个轮之中，回归到那里。她现在已经走在了这条道路上，只是有点犹豫，太慢了。

催：从什么时候开始，她变得跟不上宇宙的节奏了？

潜：就是感情上的牵绊太多了。好多的感情的东西都在牵扯着她，不仅仅是爱情。

催：她说，她是一个感情相对冷漠的人，父母啊、孩子啊、亲戚啊，感情都比较淡。

潜：没有，都在拽着她呢。她是想向上，其他的人都在向下拽着她。所以她向上的速度特别慢。两种相反力量的拉扯让她特别疲惫，我看着她都很累。（心疼的口吻！）

催：那她应该如何选择？

潜：放下感情的牵绊，顺应宇宙的力量，回归到源头。她要走这条路。

催：这条路，在现实生活中对应的是一种怎样的选择？

潜：她自己知道。

催：确定？

潜：是的。她正在向这个方面努力。

催：她对我说，对于未来，她无法描述，也无法选择，很困惑，所以才来问您。

潜：她能够感觉到那条路是正确的，但在现实生活中她走得很吃力，不是这条路不正确，是因为有太多的东西在牵扯着她。

催：如何做才能剥离外界对她的牵扯？

潜：坚定信心。她信心不足，刚要行动，又要退缩。

催：您今天跟她说这么多也是在坚定她的信心吗？

潜：很多东西她都明白，只是她没有力量去做，因为感情方面牵扯她太多了。拽呀，拉呀，扯呀，就把她自身的力量给消散光了。

催：当她清晰地看到这一切，她会不会积聚起自己的力量，勇敢地走在正确的道路上？

潜：这就要看她自己的选择，看她想要什么了。（每次听到潜意识这样的答案，催眠师都会无限地感叹。当潜意识把人生的地图展示给我们看之后，就让我们自己去选择，自己去承担。这才是放手，这才是信任，这才是爱。）

催：对啊，关键是她不知道自己想要什么。

潜：她不是不知道自己想要什么，她是什么都想要。她想要的太多了，目标不集中。（在催眠的过程中，这是一个经常出现的答案。谁还不知道自己想要什么？只是自己想要的放不下，别人想要的也不想被落下。于是五色乱目，五音乱耳，一颗清静的心渐渐混乱起来。谁再说不知道自己要什么的，可以对照此段自我反思。）

催：宇宙给她预定的方向和目标是什么？

潜：是一种光，她知道这种光代表着什么。这才是她真正想要的东西。所以，她才会放弃那么多的感情走到今天。她心中的指引一直都在，让她放下那些感情，但她放不下，感情的东西太多了。家庭啊，亲情啊，友情啊，爱情啊……这些感情牵扯着她，而且她还沉浸在其中。这一切，其实不是她出不来，而是她愿意享受在其中。（人世间的各种纠缠与沉沦，大都是不愿放手，而不是不能放手。关键是大部分人只看到了"能不能"，而看不到那背后的"愿不愿"。）沉浸，留恋，放不下，时间再长了，这些东西就会把她吞没掉的。如果被吞没了，她真的就走不了。

催：您能给她一些建议吗？

潜：沿着现在的路走下去，不能再回头了！回头就是在后退，就是在耗费自己的能量，她已经耗费了好多了，她向前走的力量已经很弱了，她已经比别人慢了。

催：我感觉到她有一些与众不同的特质，您能说说这一点吗？

潜：她内在有一种力量，光的力量，一直都在她的身体里。

催：那光代表着什么？

潜：那是宇宙的力量，一直存在她的心里、她的身体。但是外在一层一层地覆盖，这个光已经很模糊、很微弱了。

催：所以她告诉我说，她感觉到自己被蒙住了？

潜：是的，她经历的事情一层层地把她蒙住了、困住了。她觉得很累很弱，但她内在小宇宙的力量一直都在。宇宙的力量一直在她的内心旋转，那是一种信念。那种信念一直存在，她知道，她要回归到光之中，她很明白。但她留恋这里，她不想走，她舍不得，怪不得任何人。如果她把外在的这些牵扯剥离开，她会很快地旋转起来。当然，看破之后，周围什么也没有，空空荡荡的，哪里有什么别人。

催：您给她看白光、虚空、雪山的时候，都会展示周围什么也没有。是一个意思吗？

潜：是的，就是想告诉她周围什么也没有。没有障碍，没有问题，没什么放不下的。

催：好的。您给她看到的第六个场景是有个人在两幢楼的夹缝之中，这是想告诉她什么？

潜：那就是她第二个家庭对她的挤压，挤得她已经无路可走，无法存在。

催：但是她觉得那个人很有力量，不害怕呀？

潜：对啊，所以她离婚了，她走出来了。

催：那双铁鞋和铁链子代表着什么？

潜：她虽然走出来了，但是那条铁链子还在，那些牵扯还在。她自己的力量已经出来了一些，但是那桩婚姻还像铁鞋一样夹在她的脚上，她走得很缓慢、很痛苦。

催：您展示这一切给她看，是想让她明白什么？

潜：是想让她知道，你没有必要放不下，你该往前走了，要不你的脚就走不动了。那只大脚和那条铁链子就是她的现状。

催：她说她也感觉到一切该结束了。这是您传递给她的感觉吗？

潜：不，是宇宙的力量。宇宙那边有安排，不是我给她的。

催：那您是谁呢？

潜：我一直在陪伴着她，负责保护她，送她回去。这是我的职责。

催：太好了，她列了一个问题清单，请您帮她解答一下吧。第一个问题是她说，她不知道自己想要什么？

潜：其实她知道自己想要什么，她心里明白，但是她不想向那个方向走，因为她放不下别的，上下左右她都想要，太贪婪了。所以，她就被向各个方向的力拉扯着困在原地。她需要力量才能突破，否则就会一直卡在那里。

催：我们可以请求宇宙的力量帮她突破这一点吗？

潜：可以，其实宇宙的力量一直在帮助她，拉着她。她放下就好了。

催：嗯，只要她选择放下，宇宙的力量就会轻松把她带动起来。

潜：现在她是在各种力量的拉扯中，所以她很痛苦。我都替她难过。

催：您今天展示出来给她看，就是对她最大的帮助。她觉得自己不能活出真正的自己，憋屈，不开心，这是为什么？

潜：在乎的东西太多了。在她心里，什么都觉得很重要，其实就是些鸡毛蒜皮的事情。那个真正重要的事情，她反而没有当回事。

催：对她来说，真正重要的事情是什么？

潜：那一束光。那才是她需要走的路。她总是把外面鸡毛蒜皮的事情看得很重，所以她走不动了，所以她活得憋屈。

催：她觉得自己哪里都不好，不自信，这个问题呢？

潜：不自信？那是她想象出来的。那是她觉得她不自信，别人没觉得她不自信。她内在的力量很强大，她只是给自己设了一道枷锁而已。然后，她就活在自己的小世界当中，很痛苦啊，很没有自我啊，有好多问题啊……其实这些都是她想出来的，需要她自己突破的。

催：她从哪里开始突破比较好？

潜：从现在的工作、事业开始突破，一定要把现在的工作做好。这个事要是做成了，就是一个大突破。

催：她与现在工作搭档的缘分很深，您能看清他们之间的关系吗？

潜：很纠结的关系，情感上还是很亲密的。这个人可以帮助她、推动她，给她力量，把她送向那束光的人，是宇宙力量的执行者。

催：那为什么说是"纠结"呢？

潜：他们之间有很深的情感，是几世的情感了。

催：这会影响到他们事业的发展吗？如何处理与搭档的关系呢？

潜：会有影响啊。这是她应该经历的一种磨合，如果不经历这些磨合，就不会成长。她太感情用事了，这都是来磨炼她，让她成长的。这是一个让她突破自己"情执"的一个环境。这个"情"也是极复杂的，他们的关系可以追溯到很久以前，几世之中，亲情、友情、爱情，在一起共同修行的感情全都有。

催：他们的合作将来会怎样？

潜：会很好。这个人就是来帮助她的。这是她的一段善缘。

催：她说她自己修行的信念不太坚定，有时候都想放弃了，不想再突破自己、认识自己了。为什么？

潜：是因为她太懒了，根本上说是她不相信，不相信宇宙的力量，是"信"上出了问题。

催：可以理解，宇宙的力量看不见摸不着啊。

潜：但是她能够感觉得到。她的周围都是跟她一起来的人。

催：是你所说的大部队吗？

潜：是的，她能感觉到那股力量。但是，她总觉得自己的力量不够，是因为别人的相信，她才试着去相信。这个"信"不是内在的，而是外人对她的影响，所以她就不坚定，所以就会比较懒。她有一个意识觉得自己要往前走，但是为什么要往前走，走到什么地方，她不知道。

催：她知道她和大部队共同的目标吗？

潜：她不知道。

催：目标是什么呢？能告诉她吗？！

潜：编织的任务！他们共同来编织一张可以覆盖地球的网，把地球兜起来，宇宙的力量会拉着这张网拖着地球向上走。

催：有多少人执行这个任务呢？

潜：很多很多人，她是其中之一。

催：他们如何来编织这张网？

潜：思维。用脑电波的形式来编织这张网，把所有人的思维都连接起来，就编成了这张网。他们每个人都是这张网上的结点，所以他们需要经历很多很多的事情，把自己打磨得更透亮，更有力量，才能把这张网编织起来。

催：这个计划中，大部队的人都在编网，还是有些人在做其他的工作？

潜：都是在编网。但是有一部分人编着编着就不做了。还有一部分人在坚持。

催：她第一次知道自己编织地球网这个任务吗？

潜：是的，她以前觉得自己好像是来干点什么的，但具体是什么不知道。她之前活得比较迷糊。

催：为什么您今天把这个任务非常清楚地告诉给她？

潜：就是要告诉她，你是有任务的，不能再牵绊了。没有时间了，时间已经很紧了，再不赶上去，就掉队了。

催：她提到的几个朋友都是跟她一起来编织网的吗？

潜：是的，他们都是来督促她、提醒她快点编网的人。要是旁边没有人推着她、拉着她，她是不愿意动的。

催：对她来说，当下最重要的是把自己手头上的工作赶快去做？

潜：是的，她的速度太慢了，所以，我今天让她来你这里，就是要告诉她要赶快，再慢了就只能看着别人在做了，落下来就跟不上了。

催：我明白了，这就是您让她感觉到的画面：自己待着不动，周围的一切都在光速移动。

潜：是的，别人已经很快了。我也只能提醒她，代替不了她，也帮助不了她，还是要靠她自己。她是一个很有主意的人，她要是贪恋那些牵绊，我是没有办法帮她切断的。

催：有没有可能，她的工作做不好，这张网就编不成？

潜：不会，不会，一定会编成的。即使她放弃了，宇宙的力量也会支持她做成这件事情！

催：为什么会在这样的一个时间点上，宇宙的意志会决定做这样一件事情？

潜：时机到了。

催：与"扬升"有关吗？

潜：有关系，但不完全是。

催：编成这张网，宇宙的力量拉着地球向上升，这对在地球上生活的人们来说，有什么影响吗？

潜：会有不一样的人生，编织完成之后，从个体来说会有安全感了；从整体来说，大家能感受到地球上的人都是一体的，就像是中国历史上"书同文，车同轨"的改变。这张网可以把所有的人以及地球本身连接在一起，这就是"大同"社会了。

催：除了地球，宇宙有没有选择在其他星球上编织同样的网？

潜：现在主要是在地球上完成这项工作，地球是宇宙之中很特别的一个星球。现在整个的地球是黑色的，要用很亮的白光编织成这张网。

催：这就是她看到那么多白光的原因？

潜：是的，那些白光都是来保护她的，也保护着整个地球。

催：她说她最近身体很不好，为什么有白光的保护，她的身体依然有很多问题？

潜：前期没有办法，需要这样大量的能量去做。她在编织的时候，会耗掉她身上的一些能量。她也很奇怪为什么一下子耗掉那么多的能量。身边很多人都是她这样的状态，身体一下子亏空了。

催：我很好奇，我觉得宇宙应该为他们提供能量来编织，而不是利用他们自身的能量来做这件事情啊。

潜：所以说，他们吸收能量吸收得不好。他们没有相信宇宙，其实宇宙每天都在给他们能量，但是他们不相信，或者不完全相信，所以，他们吸收能量的管道很微弱，补充得很少。

催：我想可以理解为宇宙的资源给不到他们，工作又要加快进行，入不敷出，就会消耗很多自身的能量，造成能量的亏空。

潜：是的，这也没有问题，如果她相信这件事，一直在光之中的话，就会一直在补充。相信的程度，决定能量补充的多少。（能量面前，人人平等。我们又相信了几分，获得了几分呢？当我们得到的很少时，我们是否能够明白，不是别人给得少，而是我们不相信别人会给得多！不相信自己值得给予更多！）

催：她十多年来都有偏头疼的问题，非常剧烈，疼起来都会拿头去撞墙。这与她编织的工作有关系吗？

潜：……（去翻阅查找资料的感觉。）好像没有关系。是她某一世遗留的问题。

催：能帮她具体看一下原因吗？

潜：在一个农庄里，有一个动物，貌似是一只猪，头上穿过了一支箭，受伤了，那个伤一直在那里。

催：看到即解脱，当我们发现这是前世的问题时，是不是就可以让伤害留在过去，不再影响现在。

潜：不可以，这个伤害太深了，跟随她的时间太久了。这是业力。

催：身体上的不舒服，会影响到她编织工作的进行吗？

潜：不会的，随着她编织工作做得越来越好，她的头疼就会越来越轻！她继续向前做就可以了，做到后面自然就会好了。

催：完成工作之后，您说的她要回到光之中，这对她来说，具体意味着什么？

潜：她还在地球上，与地球同在，成为光之网的一个结点。

催：为什么要制定这么一项编织的任务，目标是什么？

潜：帮助大家吧。兜住地球，否则地球会越来越黑。

催：为什么会选择她来执行这项任务？

潜：她是被某种力量牵引来做的，她自己都不知道。其实也可以说是被宇宙选定的。她觉得时机已经到了，应该做这样的事情，就进来了。没到时机的人，拉也拉不进来。

催：这是功德啊。我们有句开玩笑的话叫"上辈子拯救了银河系"，看来，她是"这辈子来拯救地球的！"

潜：是的。所以，她要赶快工作了，不能再旁顾左右了，那些事情都太小了，只是她把那些小事情放大了。眼前那么大的事情她不去做，纠结那些小事，把那些小事当回事，你说能行吗？！

催：有更大的事情需要她！

潜：是的，宇宙的力量是很大的，在裹挟着她，推动着她，但她总是回头，再回头，次数越来越多。每一次回头，都会让她离大部队远点，再这样下去，她就会掉队了。现在的事情进展太慢了，我们都着急了。

催：这个编织的工作是从什么时候开始？从她一出生就开始了吗？

潜：不是，是有一个时间点的……（潜意识又去翻阅查找资料了。）从她的第二段婚姻开始。

催：她说，她以前还挺快乐的，自从进入第二段婚姻，她就不快乐了。为什么开始编织就不快乐了呢？

潜：不能快乐啊。快乐幸福的话，她就会沉沦在婚姻生活没办法工作了。

催：作为一个母亲，我非常理解她对两个孩子的愧疚感，关于这一点，您有什么要说的？

潜：不需要，两个孩子都很好，以后也很好！

催：您能展示一下她女儿的现状给她看吗？

潜：她女儿现在个子挺高的，生活挺好的。但是并不开心，感觉没有人理解她，有些孤立。但是这个孩子能力很强。

催：她很担心女儿在青春期没有妈妈的陪伴会成为"问题孩子"。

潜：不会的，不会的，这个孩子会很好的。她的儿子将来还会帮助到她呢。

催：是吗？她特别在意一种说法："孩子七岁之前需要妈妈的陪伴"。她总在担心陪伴的缺失对孩子有负面影响。

潜：她根本不用担心孩子的问题，这是孩子选择的人生体验。孩子需要这份磨难和痛苦才能更好地成长。苦难是好事。

催：她经常会纠结，是不是自己哪里做错了，才会导致两段婚姻结束？

潜：这是必须经历的。没有办法。她不想这么做，也会是这样的结果。

催：那为什么会让她有婚姻呢，一直单身不就没有这样的纠结，不就可以专做编织的工作了吗？

潜：因为她的第二任先生也需要体验啊。她在做重大工作的同时，也顺手帮助她的先生体验和成长。这是他们的缘分。

催：我明白了。帮前夫成长也是她的小任务。那她不仅在宇宙安排的大任务上拖拖拉拉，在一些生活中的小事上，她也是虎头蛇尾、三分钟热度，这是为什么？

潜：她不相信宇宙的大安排，没有集中精力做大事，所以，做其他的啥事都会让她觉得没有意思，不会让她做长久。所以很多的事情都是意愿摇摆，半途而废。

催：所以，对她而言很多事情的半途而废是好事！

潜：是的，一次次让她回到正途上的机会。让她知道别的事情都不适合，只能走这条路。如果其他的事情很顺利，她早就去做别的事儿去了！
（这不是第一次听潜意识说半途而废是好事了。所以，任何事情都有他的两面性。好与不好，到底是谁来判定呢？或者究竟有没有好与不好？）

催：她觉得自己没有力量，没有安全感，这事怎么说呢？

潜：都是她自己想象的，不是她真实的状态，都是她头脑自己演绎出来的。

催：她说，她对亲情很冷漠，总觉得自己是不是有问题？

潜：其实她不冷漠，只是她觉得自己对别人不闻不问，但她的内心还是很牵挂的。她现在是拉着她的父母家人向前进！要不是她的推动，他们现在都不知道是什么样子了。她在用大铁链子拽着他们。

催：她知道吗？

潜：不知道，但是有东西在那里捆绑着、连接着，只要她往前走，她就会带领着她的亲人们一起向前，不会让他们掉队。她在无形之中引领着他们。

催：她说她恨她的父亲，很少想起来联系他。这是什么原因？

潜：她与父亲有很深的业力。现在好些了，但还有点。当她做好她的事情时，这些东西自然都会平衡。如果自己的事情做不好，她会陷入最黑的深渊。她自己是知道的。

催：那她在现实生活中如何处理与父亲的关系？

潜：维持现状就好，她只需要去关注她自己的事情，那些铁链子牵引着她身边的人。否则，分散太多的精力，她自己都无法向前。

催：孩子、父母都会很好的？

潜：只要她做她应该做的事情，所有的事情都会很好的。

催：是的，我相信因为执行宇宙任务的人，都会有巨大的回馈和恩典！

潜：是她自己觉得不够好，其实所有的事情都有了安排，只是她看不到。她总是想逞能，自己去做，她需要顺应宇宙的力量去做事情。不能再折回了，她总有想折回的心。

催：有时她觉得自己很自私，接着就会自责，会有愧疚。对这些情绪，您有什么话要说？

潜：不自私做不了事情啊！先要把自己保护好了，才能做事情。在一个人还没有能力去无私的时候，她先要学会自私。

催：她总是感觉到要去帮助别人从痛苦走向幸福，这与她要做的编织任务有关吗？

潜：有关。但是她只做了一点点，只是一个开头，还没有全身心投入地去做。如果她把自己投入进去，自己会变得特别有力量。她的心现在还在外面，所以她觉得自己没有那么多能量去做，她还看不清自己在做什么。如果她真的投入进去，她会看得更清楚。

催：今天您给她说了这么多，她是否能看得更清楚？

潜：是的，但还是需要她自己去探索、去做，在做的过程中就会慢慢地清楚她的使命和方向。如果她不做，只是坐在这里想，我怎么说她都不会相信的。（知行合一！）

催：那她应该从哪个方面着手去做呢？您能指点她一下吗？

潜：就是认真做她现在手头做的事情，把这个平台的事情做好。搭这个平台，就是在做编织。她自己是一个点，她自己要打开，发光，要与别人联结在一起。如果联结不到一起，就无法织成一个大网。现在她还是一个点，没有打开，联结不到别人，所以她会做得特别累。她首先要做到的是打开自己，伸展开来，与别人联结在一起。

催：我相信您今天跟她说了这么多，她会去反思和调整的。还有什么您想提醒她？

潜：踏实下来去做吧。她面对的路也不容易，这就需要坚定信念去走。如果这个"信"不坚定下来，她走得会更加艰难。

催：那我需要为这个宇宙计划做点什么吗？

潜：你现在就在做了。只是你也不知道罢了。以后，不是现在，你们会联系到一起的。明年吧，明年会有需要，你们会联系到一起去。所以你们之间也有一丝丝的缘分。

催：恩，所以我特别理解她的一些体验。

潜：你们要完成的方向不一样，都在为这个大计划尽力，只是角色不一样。很多人来到地球上都是有使命的，只是自己还不清晰，还在被外面的很多事情纠缠住、蒙蔽住，就像她现在一样。

催：我想问一下，您今天跟她说了这么多，她相信您说的话吗？

潜：她以前一直感觉到自己是有任务的，但她模棱两可，别人也跟她说过，但她总觉得自己不行，不像是做大事的人。她是被选定的，她需要去做。她现在是相信了，但这个"相信"也是需要她去做的，如果不去做，这个"信"过几天就会慢慢地消失。如果她不把手头上的事情做成，心中的这个"信"力就会越来越弱。要让她从现在这样的一个怪圈中突破出来，就只能是她把现在的事情做好，这是她唯一的出路。

催：您平时也会用各种方式提醒她吗？

潜：会的，就是通过她的觉察。她的内心经常有两种力量在对话，一种是邪恶的、向下的，一种是推动着向上的。她有时会知道那些觉察是我在提醒她。

催：您还有什么要提醒她的吗？

潜：相信自己。如果连她都不相信自己，这个世界上没有人会再相信她！如果她不相信自己，谁也帮不了她。相信自己，她才能找到内在的力量，不相信自己，内在的力量出不来，她就会很累。从整体上来说，明年会有很大的力量在推动着她去走。我挺为她着急的。很多事情她都明白，但她又想把自己蒙蔽在其中，这是一种两难的选择，必须要走出来了。

催：您理解她之前的犹豫？

潜：挺理解她的，没有这些她也很难成长。特别痛苦的脱离，才会有特别坚定的方向。这是一体两面的，就像拽着她的力量越大，推动她的力量也会越大。就像是那个夹缝中的她，我看到她的外在已经不行了，但是靠她内在的力量，她还是从那里出来了。就像她骑着摩托车那一段，这是她该走的路，在所有人看来两边都是悬崖峭壁，都是很难走的路，但是她自己走得还是很稳。走过去之后，什么摩托车呀、头盔呀就可以扔掉了，扔掉之后，就可以重新走另一条路，就是这样子的。如果不这样的话，谁也走不出来，所有的人类都是这样的一个过程。

每个人都在做自己该做的事情，但是苦难太多，到处都是号叫声，没有办法，到处都是无明，都是迷茫。太多的人看不清自己的道路，连觉知都已经丧失了，自己的苦都感觉不到，当然也不知道什么是好。

催：我觉得她虽然一直在迷茫，但她一直有觉知！

潜：是的，她一直在迷茫中，很多的东西一直在拽着她，就像那条铁链子，把她紧紧地捆住，套在那双脚上，我看着都很难受，都不忍心。但现实就是那样地套着，怎么办？脱下来会很疼的，那些长到肉里的铁是会伤到她的，要下决心摘下来，因为那些东西会越来越重的。现在还只是在脚底下，但是那个东西是会生长开来，把她的全身都禁锢住的。我只是让她看到了脚被禁锢住了，其实我已经能够看到她的全身都已经被铁链子缠住了。如果她再不抽身出来，这些铁会遍布她的全身，会永远地困住她，让她走不动。摘下来的瞬间会伤到她，但那只是暂时的。（每个人都有被牢牢困住的一个点，困住圆圆的是婚姻，困住我们每个人的又各有不同。这是我们人生的痛点，又是我们的成长点和突破点。当我们有一天破茧成蝶的时候，我们会感谢作茧自缚的那段黑暗与磨砺。"若非一番寒彻骨，怎得梅花扑鼻香？"关键是在黑暗与严寒之中，是否会相信，有一天会成蝶、会开花？一切都是过程。）以后会越来越好的。

催：您是觉得她的时机到了，您今天才会跟她说这么多？

潜：今年她要是再这样糊涂下去，明年就会被大部队甩下来，我不想看到这样的结局。明年她有她的任务，这个任务已经派下来了，只是她还不知道！她还在糊涂着呢！明年他们身边的这些人，每个人都有自己的事。明年是真正开始编织的一年，速度会特别快。一部分人会感觉到，一部分人会受益，一部分人会有影响，一部分人就有可能被甩下去！

催：所谓的"被甩下去"，在现实生活中对应着什么？

潜：肉体的死亡和灵魂的堕落都有，莫名其妙地就会出事，人就没了。也可能会去到另一个空间、另一个维度去体验更大的痛苦，人只有在痛苦之中才能觉醒。没有痛苦，一个人不会自动醒来。这就是为什么让圆圆体验那么多的痛苦和纠结。每个人都是这样的。幸福会让人沉浸其中，裹足不前。

催：就像是那个铁链子，或许它可以让一个人血肉模糊，但是剥离掉那个铁链子，就会轻装上阵。

潜：所有的痛苦都是一种体验和成长，一个人该经历的苦难，其他人都帮不到他！就像是她经历的这些事情，我们都在尽力地去帮她，但是，帮得到、帮不到最后还是要看她自己，必须她自己去面对和取舍。痛苦永远是两面性的，总体来说，她会挺好的。最后，我还是要告诉她，要快点走啊，我挺着急的。

催：在送走您之前还有什么话要说吗？

潜：以后的地球是很美好的，不好的东西都已经渐渐地被淘汰掉了，真正能留下来的都在进化之中。整个宇宙、整个虚空、整个地球，所有的一切都在净化和提升，她会感觉到的。

催：是的，我也感觉到了大家的提升还是很快的。好的，非常感谢您今天的到来，我们就到这里吧。

四 余韵尾声

催眠结束，我们再次坐回到面谈时的位置上，休息片刻，吃点东西，回顾一下整个催眠的过程。

我们谈到偏头疼的问题，潜意识给出的解释说，这个原因来自过去，做好"编织"的工作头疼就会慢慢好了。这本是一个听起来有些虚飘的答案，圆圆却惊奇地发现，她偏头疼的经历与她"编织"工作的执行节奏密切相关。偏头疼最严重的时候是她在第一段婚姻期间，隔几天就要发作一次，头疼欲裂，只能以头撞墙才能稍微缓解。从她的第二段婚姻开始做"编织"工作以来，偏头疼的问题就减轻了，大约二三十天才会疼一次。第二次离婚来北京做平台搭建工作后，几个月才会疼一次，慢慢地已经不再困扰她的生活了。发现这两件看似毫无关联的事情在潜意识的指引下天衣无缝般地对应起来，圆圆更加坚定：做好自己该做的事，一切都会好起来。

催眠师说

这次催眠的情景回溯时，个案感觉情绪复杂，镜头恍惚，画面混乱，难以捉摸。等到整个催眠结束再来回顾的时候，这一切都在潜意识的完美安排之中。这些看似忽而天上、忽而地下的情景竟也统领起了她凌乱不堪、无比纠结的现实生活，并能够指出症结、解答疑问，规划未来、指出方向。潜意识为她在毫无头绪的境况中指出了一条康庄大道。

"一切都是最好的安排"，并不是一碗鸡汤，一句空话。这平淡温和的语气之中包含着无限的信任与臣服。既然开始了一场催眠，不论走到了哪个环节哪一步，出现了什么情况，我们都要信任催眠，信任催眠师，相信一切都是潜意识的完美安排。我们不太理解某个画面，或者某个故事，只能说我们还没有看到全局，我们站得还不够高。不要慌张，也不要怀疑。等到催眠结束，瓜熟蒂落，谜底揭开，一切都恰到好处。我是这样告诉个案的，也不断地这样提醒我自己。因为相信潜意识，说到底，就是相信自己。

你们人类太复杂了

引子

　　灵灵给我发来问题清单时说："我的问题很特别，但相信你也是见怪不怪了。"看到这一句话，我对她有了很好的第一印象。一个知道自己很特别、很独特，又承认自己很平常的女人，有着怎样的人生经历、怎样的人生困惑呢？

一　与个案面对面

灵灵的老家在东北地区的大山深处，从小听了很多"狐仙""蟒仙"的传说，对于这些说法，她往往不置可否，一笑了之。她觉得，在这个世界上"人"的力量才最伟大，把自己的力量交给所谓的"仙儿"，多少有些可笑。

初中的时候，正赶上人体科学的社会热潮，全民练功健身，妈妈也跟着一个气功师父练功。在妈妈的影响下，灵灵也能感受到超自然能量的存在。但是，妈妈太相信这位师父，后来就供奉起这位师父来，凡事都向她请教，家里的大事小事都听师父的话，完全没有了自己的主意。这让她觉得师父和妈妈都不是真正的修行。

后来，她接触了佛教，觉得佛法很有力量，她接触了基督教，觉得基督很有爱，她最近又认识了一位道教的道长，她觉得道长好有智慧。但她冥冥之中，又觉得这些都不是自己想要的，她不知道自己在修行的路上，究竟要走向何方。

也曾有一段时间，她决定要安心做个"俗人"，不要什么修行，努力赚钱过日子，但她觉得内心总是有些愧疚，有些抱歉，似乎有另一个自己在嫌弃自己浑浑度日。她想，如果人生总是要做些什么的，如果自己这一生没有去做，是不是以后会后悔？她时时会觉得自己是个大人物，要做些能够帮助别人的事，要做些能够让这个世界更美好的事，但她回过神来就笑自己：才40岁，都胖成了一个球了，头发都快掉光了，一身的病，浑身上下没有一处是完好无损的出厂设置了，自身难保，还要站出来救苦救难救众生？说出来就是个天大的笑话！

但是，有些事是不能骗自己的。她真的感受到赚更多的钱也不能让她更快乐！所以，她不能再去做个"俗人"。她真的会做梦，并且很快会应验。她真的"看见"过浑身是光的白胡子老爷爷。她真的感受到只是读读经典就可以转变周遭的环境和自己的心情。她觉得在这个物质世界之后，还有一些自己不知道的世界存在。所以，她可能早已命中注定，与"俗人"不同。但是，现在，如何才能让自己有勇气迈出第一步，找到自己喜欢做的、可以帮助更多人的工作？如何才能让自己臃肿而疲惫的身体变得健康而美丽？她不知道！但她又朦胧地感觉到是时候了，因为妈妈去世了。

妈妈的去世对她来说是一种永远的伤痛，也是一种永恒的解脱。妈妈从小对她管教极严，说一不二。她说，她最近忽然意识到，自己一直以来的肥胖，是因为妈妈觉得好看的女孩都是伤风败俗的，不是主动学坏，勾引男人，就是会被男人惦记上，迟早会被糟蹋。她为了防止她妈妈的唠叨和担心，从小就把自己吃成个大胖妞。上大学的时候，妈妈精神出现问题，怀疑爸爸出轨，一次又一次逼着爸爸承认。承认了要交代细节，交代了细节也免不了再大闹一场。不只是大哭大闹，还经常出手打人，总之是家无宁日。再后来，妈妈生病，拒绝一切治疗，打骂医生护士，拔管拔针，搞得自己浑身是血，打得灵灵头晕眼花。妈妈去世之前交代灵灵，她去世时家人一定一定不能哭，哭了不好。灵灵就在妈妈临终去世的一段时间里狠狠地憋着，把自己的手都咬出了血印子。终于妈妈去了，爱去了，恨也去了，一切都结束了，她有了一种要飞上天的冲动——自由了！

她在大学的时候谈了一个男朋友。但梦中有人来跟她说，这不是跟你在一起的人，后来就散了。现在的先生是从网上认识的，见的第一面，确定过眼神，她就知道，这就是她要找的人！他们结婚几年后，有个巧合的机会抱养了一个女儿，给他们的生活带来了无限的欢乐！

这就是灵灵的故事，特别而普通的人生。我听她讲故事，看她哭，看她笑，看她把自己的顾虑一点点地放下。她说，她相信潜意识的存在，只是怀疑，会不会有其他的灵体冒充潜意识出来说话，如何分辨说话的到底是谁？只能走着看吧，我怎么能预料到会遇到谁呢？

二　情景回溯

进入催眠世界，灵灵开始跟我讲述她看到的情景：

我面对一个绿色的湖站着，边上还有一道瀑布，瀑布旁边有一座房子，房子里没有人，空空如也。我穿着粉色的上衣，束着长长的秀发，腰上还佩着一把剑鞘。我很忧伤，我正在等我的爱人，他去了很远的地方打仗了。我记得他穿着盔甲骑马离开的背影，我记得他说大概三年就会回来，可是现在已经五年了，音信全无，我感觉他可能不回来了。

我看着腰上的剑鞘——这是他临别时留给我的信物，我想起了与他的相遇。其实我是丞相家的女儿，因为我说不清的原因，我们家被抄家，慌乱之中我独自逃了出来，在路上又遇到了土匪，是这个男人救了我，并带我来到了这里安顿下来。他听了我的经历，要为我打抱不平，要重振我家门楣，不听我的劝阻就为我报仇去了。

我经常站在这里等他回来，我有些后悔了。终于有一天，我决定不再等他了。我跳下了湖，结束了这一生。我终于明白，富贵是不会长久的，爱情也不会长久，什么也没有，不需要去执着什么。

三　与潜意识对话

　　这个故事虽说完整，却很简短，催眠师本来打算继续看一下有没有其他的场景出现，没想到潜意识不请自到。因为潜意识出来之后，声音一下子跟灵灵刚才讲故事的状态完全不同了，低婉而深情。

　　催：请问，她这一生体验到了什么？

　　潜：富贵过了，也爱过了，最后什么都没有了，你回到我这里来吧。逃避是没有用的。你不能总是拼命地逃啊逃，你逃到哪里去呢？

　　催：不能逃避，那遇见问题我们要如何面对呢？

　　潜：自己动脑子想啊，其实答案挺好找的。很多事情我都告诉你（指灵灵）很多遍了。你都不明白吗？

　　催：您在跟灵灵说话，是吗？

　　潜：是啊，我也是灵灵，自己不能跟自己说话吗？

　　催：可以，可以，我就是想确认一下。您还有什么话要跟灵灵说吗？

　　潜：你要好好学习，学你该学的。

　　催：她现在该学什么？

　　潜：学习好好做一个人。

　　催：向谁学习呢？向您学习吗？

　　潜：向我（指潜意识）学习，当然了！

催：那您能直接告诉她怎么样才能好好做一个人吗？

潜：放下现在的烦恼吧，都没有用的。我很了解你的烦恼，担心孩子不听话，担心孩子的未来，觉得爱人不够爱你，觉得爱人不争气，对自己的人生很迷茫，不知道自己在干什么……其实这些一点都不重要啊！

催：那重要的是什么呢？请您告诉她。

潜：重要的是你怎么看这个世界，以及你怎么看这个世界以外的世界。我们其实是从一个很远、很远的地方来到这里的。

催：那我们应该如何看待这个世界呢？

潜：这个世界就是应该让我们在这里生活和体验的。我们的那个世界全都是光，我们在那里没有这么复杂，是我们创造了这个地球。

催：你们为什么要造这样的一个地球来学习和体验呢？

潜：因为宇宙太大了，我们也有自己没有到的地方啊。有个地球，我们可以看她慢慢成长。也许地球会变成我们那个样子，也许她会换一个样子，也许她会超越我们，变得更强，直到有一天地球可能会指导我们向前走。所以我们就创造了地球，我们来到了这边，可是地球现在和我们想的不太一样了。

催：有什么不一样？

潜：地球有一点脏。可是我们没有想过放弃她，我们还是想要她变得更好一些。

催：毕竟是我们创造的。

潜：对。地球还有很多你不知道的地方。

催：是吗？

潜：是啊，地球有很深很深的海。如果你能下到海底，就有助于你的修行。海里的沉静、海里的颜色，会给你完全不一样的感觉。这就是我跟她说，让她去学游泳、让她去学潜水的原因。我只是想让她去体会在水里的感觉，在水里的感觉跟我们在光里的感觉是一样的。她深爱的东西都是柔柔的、会流动的。既然你的光都是柔的，你为什么那么硬呢？把自己放到光里面，放到水里面，让自己变得软软的……多体会这样的感觉。

催：其实您叫她学游泳、学潜水，都是让她找到柔软的感觉，变得柔软起来，对吗？

潜：是啊。

催：她原来是软的，为什么会变得这么硬呢？

潜：她的妈妈太强大了。

催：她的妈妈太强大了，所以把她变硬了？

潜：如果有人对你很硬，你就会反抗啊。可是有的时候，反抗的过程让你自己也发生了变化，你就随着他去了。有时，你会顺着那些你自己本来特别反感的事情去了，最后你都找不到自己了。（有句话说，我们迟早会变成我们讨厌的人的样子。我们越讨厌一个人，越与之对抗，就会越容易变得跟他一样。我们越逃离，却越被吸引。其实就是这样的一个道理。）有一天，你又回来了，你发现自己不对了，所以你想再变回来。她已经体会到这个过程了。

催：非常理解。

潜：那个道教的师父就是一个柔和的人，我让她去见到他，就是去体会这种柔和的感觉，她自己心里已经清楚了。这是一种特殊的缘分，所有这种特殊的缘分都是为了教给她什么。

催：对，都是为了教给她什么。她妈妈是在教给她什么呢？

潜：让她知道人生的苦啊。

催：她妈妈的各种折腾，让她体会到人间的各种艰辛和不容易，是吗？

潜：是精神上的。她其实没有受过苦。但是，我们一直都很愿意去讨论精神上的问题。这是她该做的。所以平静的生活当中，她必须要去体会。所有的苦难都是为了前进的，这一篇已经结束了。

催：为什么今天在讲到妈妈的时候，她还是很伤心地哭了？

潜：她压抑了那么久，需要释放。她一定要知道，问题的本身不在于她的母亲，而在于她该接受这些。

催：她自己理解您说的这些吗？

潜：她理解。但她有的时候还是放不下。她经常告诉自己："我已经放下了。"其实她没有放下。

催：对，经常告诉自己放下了其实就是没放下。真正放下了，就不会再拿出来劝自己了。（经常挂在口头上的爱与恨，都不是那么回事儿。）

潜：她必须从根本上知道，这些事情都是该来的总会来，而该走的就让它走吧。她说她再也不想见到她的母亲了，恩怨两清，但是等我们回到最开始的地方，还是会相见的。但那个时候妈妈不是妈妈，女儿也不是女儿了。我们从哪里开始的，就从哪里结束。她最开始不是你的母亲，只是你们需要在地球上做母女罢了。如果我们不把她安排成母亲，谁又能教会你在地球上的一切呢？她是为你而存在的！（好有力量的话！她是为你而存在！一切的外物，都是为我们而存在！不管遇到什么，都是来教会我们一些什么的！我们需要去体验、去经历，去从中学习和成长！我们需要感恩。)

催：我很好奇，你们是从哪里来到地球上的，能告诉我吗？

潜：我们在很远的地方。

催：那里有名字吗？

潜：乌拉塔。你喜欢这个名字吗？你听说过它吗？

催：我没有听说过，但听起来还是很舒服的名字。以我们地球人能理解的方式来说，它属于一个什么地方？或者叫什么星系？

潜：我们不太像你们地球人那样去定义世界，我们不做分类、划分，这些事情只有地球人才会做。为什么要划分呢？因为你们的眼界太短了。所以你们划出一个部分，再划出另一个部分，无论你划出多少个部分，都是有限的。但其实没有界限。而且，远近这种事情也不是很重要，只有地球上才会有这样的时空感，我们没有远近。我愿意来就来，愿意去就去。无论在你们多远的距离，对我来说也就是一瞬间。

催：一瞬间就能来到这里？

潜：是呀，你没有想过这种状态吗？

催：只是在偶尔的时候才会想到，可以瞬间移动到宇宙的任何地方。那你平时不在地球上吗？只是偶尔过来吗？

潜：我在啊，我跟灵灵在一起啊。

催：您和她总是在一起的？

潜：你总是觉得我到这里来和我到那里去，会有一个时间差，其实没有啊，我在这里的时候我也在那里啊。(催眠师迅速调整着自己的频率，打开自己的想象力，紧跟潜意识的节奏。)

催：哦，明白了，你在这里的同时也在那里。

潜：你要去吗？

催：我也想去，很好奇，可以去吗？

潜：走吧。你想啊，你和我一起，什么都不用做啊，相信我就可以！

催：好，我相信您。

潜：相信我，然后你就可以到达一个更大的星球，我们的星球是白色的，很白很白，那里没有什么物质。我们每个人都是白色的。我们会在那里，也会在地球上；会在宇宙的这一端，也会在宇宙的那一端。曾经发生的所有事情都在我的心里，其实我又没有心。（可能，这就是所谓的"空"？）我就是一个白白的星球，我就是这个星球，这星球上就我一个人。我就是它，它就是我。你也是它，它也是你。……你跟我去过了吗？

催：去过了。（我感觉，我真的曾经到达过那里。）

潜：感觉好吗？

催：挺好的。是白光，柔和、不刺眼的那种白光。

潜：地球真的太小了，我们也很小。但宇宙是那么大。

催：那为什么要创造地球这样一个东西呢？

潜：让我们知道，世界是变化的。

催：那个白色星球是没有变化的吗？

潜：没有变化，是恒定、永远不变的纯净，我们是怎么过来的，我们想再经历一遍。太久太久了，可能你会想重新经历一遍。所以我们就创造了地球这个地方。我们再去经历、体验一下，去走一些曾经其实没有怎么走过的路。

催：您今天告诉灵灵这么多事情，是想让她明白什么呢？

潜：明白那些她已经明白的事情，我该给她看的都看过了，她也都看到了。但是她不相信呀。

催：她特别纠结的是，不知道哪一个是您的声音。

潜：她遇到的所有声音，都是我的声音，也是她的声音。

催：她特别在意，哪个是真正的她，哪个是外在的杂音或者干扰？

潜：没有必要分清楚。

催：她一直想分清楚正与邪，你与我。在这方面，她花了很大的力气，也很痛苦和纠结。

潜：让她来听我现在说的话吧，她应该相信我呀。我所有的回答并不是真的考虑到了她实际的问题，但我所有的回答都是在考虑如何才能激活她的内在，好让她能够开始听到内在的声音，好让她内在的声音能够变成她的指引。如何才能听到自己内在的声音呢？要变得更安静，在越来越多的时间里，让宁静的力量穿透她！

催：小的时候，她梦见一个浑身都是白光的小孩，跟她一起追逐打闹，两个人都好开心……（第一次被抢白。凡是我要重复灵灵人生故事的时候，都会被潜意识抢过话去。整个催眠过程中与潜意识的对话，都是有问必答，极其迅速，比一般的对话都要紧凑。）

潜：是我装的。

催：您是想告诉她什么呢？

潜：我想让她知道我的存在。她也知道我的存在，那时候她还太小了，没有经历过痛苦，什么都不知道。那个时候我不能跟她做太多的事情，她可能需要走更多的路。我们一直都在一起，这些都是她该经历的。我不需要她的抱歉。我们一直都在一起，这些都是她该经历的，她不用对我抱歉。

催：她5岁的时候，从楼上看见一个白胡子老爷爷坐在楼下的花园里，她确定，那不是一个真的人。

潜：那也是我让她看到的。我要让她相信，眼睛看到的不仅仅是物质的世界；要让她知道，她能够看到物质以外的世界。她跟别人不一样，她要走她的路。

催：她要做什么事情，请告诉她？

潜：让其他的人也能找到自己，让其他的人跟她一起把地球变得干净一些。（这就是所谓的人生使命和方向。）

催：她也想做这些事情，但她最大的问题是有经济的压力。您怎么看这个问题？

潜：她没有经济压力。

催：她老公刚刚创业，收入不稳定，还有房子贷款，她觉得一家老小的生活日用主要靠她来支撑。她担心孩子的生活质量会受到影响。

潜：不会有问题的，我根本感觉不到问题。

催：确定？

潜：如果是有这方面的问题，那也是他们该走的路。但也要相信，结果总是最好的。他们都是在这个地球上有特别使命的人，不存在生存问题，但是要体验的东西一定要体验。到了那一天她自己会做出选择的，经济问题都是借口。（催眠师不由地感叹，有多少人都在拿经济问题作为借口，为自己的不作为、不改变推脱呢？！）

催：除了您一直陪着她、跟她在一起外，还有什么其他的人陪她在一起吗？

潜：你说有的话也有，说没有的话也没有。这个宇宙中有很多的能量团队，有我也有别人。但是她要相信，自己才是最伟大的。（不要把力量交托给别人，包括神与灵。）

催：她一直害怕自己的主体意识被别人控制和替代，我感觉她对这一点有特别大的担心。

潜：是因为她妈妈的原因吧。

催：嗯。这也是从另一个侧面来提醒她一些事情吧？

潜：提醒她要和我保持沟通。

催：她从小就感觉自己是个大人物，要做了不起的事情。

潜：大人物的意思并不是说你要当官，也不是说你要怎样。你在爱这个世界的时候你就是一个大人物。你觉得我说的对吗？

催：很有道理。

潜：她其实感觉不到：你爱别人的时候别人也是爱你的。我在这里，我的朋友也在这里，我们可以聚在一起，变成一个很大的能量团。我们可以分开，去扮演地球上的每个角色。我们可以是山川，可以是大海。所以她做的任何事，这个宇宙，这个地球，这个你我他，都能够知道，都能够体会。她爱了别人，别人也就爱了她，就是这样的过程。（万物一体。）

催：她想知道真的会有与人类不一样的能量体存在吗？

潜：有啊。但是他们有他们的生活，要相信他们并不是想害她。（人鬼仙各行其道，并行不悖，互不干扰。）

催：她总觉得会有这样的能量去干扰到她或者她妈妈，对她们的身体有一些影响。

潜：是她们自己想的。

催：为什么这个想法几十年来会影响到她们家的几代人呢？

潜：你没见到不正确的东西，就不会看到正确的东西。有的时候，需要看到一些让你不坚定的东西，之后你才会坚定真正的东西。（我在这句话上停留了很久，感受到其中巨大的能量。）

催：她才会坚定下来，找到那种毫不犹豫的感觉，是吗？

潜：她会找到的。

催：她听过很多治病的"偏方"，看起来一点也不科学，但是就是很管用，她很好奇，为什么她会接触到那么多的"偏方"。

潜：要让她知道，这个世界不是她认为的那个样子，在她可见世界的背后还有一个更宏大的世界存在。人呢，只能看到眼前的世界，所以，我们要在地球上做很多的轮回体验各种角色，今生你可能体验的是好的，来世却是坏的，可是最后我们都还是会回到原点。要回去的，我们最后都要回去的。

催：她一直在想，要是人生真是有使命的，要是她完不成任务，回去的时候一定有些羞愧。

潜：哪里有什么羞愧，我们都好好的呢，让她尽情地体验就好了。她现在没有放开自己，都不知道自己在哪儿呢，我和她说过很多次了。

催：您给她说过很多次她都不听，这一次会认真地听吗？

潜：可能需要一点时间。但是她会的。

催：为什么还需要一点时间呢？

潜：该经历的还是要经历的，让她再等等。不要问我时间。

催：我感觉她以前生命中总遇见各种各样的、在平常人看来奇奇怪怪的人，为什么会安排这些人来到她身边呢？

潜：我只是想让她知道这个世界不是她看的那个样子。她总是飘忽不定。今天她相信我的存在，她爱这个宇宙；明天她又想做官赚钱，觉得就眼前得到的东西最实在。其实那些什么都没有。

催：所以您让她看到的那个情景回溯里，富贵也不能长久。

潜：这些都是要让她知道，这些东西都是不存在的。如果她想要得到什么，就去爱这个世界吧。敞开心扉，这个世界本来就不该有仇恨，也不该有任何肮脏的东西，本来就没有。总之，该经历的还是要经历的，但是不要等太久了。

催：她有一些非常现实的身体上的痛苦，譬如说她的右肩疼，在到医院、去墓地等一些特殊的地方时，就会非常地疼，这是为什么？

潜：我只是想让她知道一下，我有的时候会通过她的身体去跟她说话。

催：她会非常害怕，怀疑这些是什么声音，什么样的能量，是谁在说话，她一直在这个问题上搞不太清楚。

潜：她听得太多了，坚定不了自己。她只要想自己是一束光，没有任何的东西可以侵犯她就好了。她要学会这种观想，才能排除身上所有那些病痛。她要坚定，她总是不坚定。

催：她身体的各种不适、生活的各种慌乱，让她很难安住在一束光之内啊。这是一个互为因果的问题。

潜：她并没有付诸行动，没有在一个固定的时间坐下来，仔细地观想这束光，她总是在忙、忙、忙，不停地忙，从早上忙到晚上，晚上睡不着，还胡思乱想，她没有时间让自己静下来。

催：忙得不能安静下来跟您在一起，是吗？

潜：我一直都跟她在一起，但她不跟我在一起。

催：这个说法非常好。我相信大部分人都处在这样的一个状态。

潜：她随便把我想成什么都可以，她只要想我是"爱"就好了，她只要想我是"光"，我是"爱"，我是"她"，我们永远不会分开的。我就是设定了这样一个场景，说我是旁观者也可以，说我是体验者也可以。

催：一切都是你，一切也都是她，没有必要分出来"你我""上下""前后""左右"，或者"远近"，或者"过去和将来"，其实只在此刻，只在当下，只在一束光里面，可以这样理解吗？

潜：是的，让她好好观想，体会这种感觉，她可以找到那种"她爱世界，世界爱她"的感觉。

催：我觉得她是一个高频率高能量的人，虽然她会有一些怀疑或者犹豫。

潜：这是她该做的事情，那是她必须要走的路。

催：她将来呢？

潜：她已经有答案了，她其实心里已经知道了，她会在什么时间点离开现在的工作，有一个时间点。

催：我感觉她有一种时间紧迫、来不及了的焦虑感。

潜：没关系，她不会很快死掉的。

催：怎么样才能让她的身体更舒服一点，要知道她时刻都受着疼痛的困扰。

潜：让她每天都学会观想，让她每天都找时间静下来，静下来，再静下来。去想那些问题一个一个都解决掉了。但是还是需要时间。我想应该是在同一个时间点上发生。

催：跟什么是同一个时间点？

潜：她重新开始去做她想做的事情。那个时候一切都重新开始了。

催：她最近觉得要开始讲究自己的形体和外貌了，比如说要减肥，要有一头乌黑浓密的秀发，改变外形，改变生活状态，也都是同一个时间点吗？

潜：其实，这些都是适应地球要求的一些东西。你想，如果一个人秃着头顶去跟别人说自己身体很好，是一位灵修导师，你觉得会有人相信吗？你自己都很胖，你能帮别人解决健康问题吗？人们总会用世俗的观念看你，觉得你有问题就不可能帮我解决问题。所以她一定要改变。

催：如何在乱糟糟的地球上保持自己的本色呢？

潜：不用保持，我们就是本色。（听到这句话，催眠师怔了一会儿，直接泪奔了。生活中，我们有多少努力，都是缘木求鱼，都是南辕北辙。可能，我们真的不需要努力，不需要寻找，不需要证明，我们存在，就是本色，就是真理，就是意义。）看到自己，体会自己！其实每一个人都会有这样的时间，都会有这样的机缘和真正的自己在一起，每时每刻我们都在跟自己说话，有的人认为它存在，有的人认为它不存在，有的人从来都不想，但这改变不了什么。地球现在只是有一点脏。

催：怎样才能加速清理和转化这个地球呢？

潜：大家都有爱，大家要知道，爱才是最重要的，不是仇恨。

催：那如何才能让每个人都有爱呢？比如当一个人从小缺乏爱的环境，他没有被爱过，他可能体会不到爱的感觉，怎样才能让更多的人明白爱是一切问题的答案呢？

潜：我们应该告诉他，总会有人告诉他的。如果说在这一世当中，他都没有体会爱的感觉，那在下一世当中，他还是会体会的。每个人都有不同的过程，每个灵魂都有不同的过程。我们最终从爱的那个基点来，最后还是回到那个点，这是一个过程，这中间每个人都不一样，每一个灵魂都不一样，每一束光经过的路径也都不一样。

催：您觉得灵灵明白您说的这些……

潜：（抢白我的话）我实在是等不下去了！我又不想杀死她。（爱恨不得的口气。）

催：看着她这样您很着急吗？

潜：还好吧，我不知道什么是着急。（越是高层的能量，越不会着急、焦虑，他们有的是时间，有的是办法，有的是耐心。一切都可以接纳和包容。）

催：那为什么要选择在今天这样一个时间点告诉她？

潜：没有为什么，到了就是了，不是今天就是明天，你觉得有分别吗？

催：我们在催眠中一般会说与"潜意识"进行沟通……

潜：你随便怎么叫。你想叫我什么都可以？你喜欢什么词？你现在为我编个名字吧！

催：乌拉萨。（刚才潜意识说，灵灵来自"乌拉塔"，我随意照着他们星球的名字，起了一个新名字。）

潜：真好听。跟我的星球的名字很像。

催：名字嘛，也是地球人喜欢用名字进行区别。其实一切都没有什么区别，对吗？

潜：没有，没有，都没有。

催：好，我明白了。灵灵有一些具体的问题，您愿意给她一些相对具体的答案吗？

潜：嗯……人类的问题是吗？（那一刻，催眠师好想笑啊！感觉好像我手里拿着的问题清单不是她写的，感觉躺在这里说话的不是人类。又好像她觉得人类的问题都是那么幼稚而烦琐，没啥意思。或者人总是去问那么多没用的问题，让她有些无奈。）

催：嗯。您刚才说她没有必要对自己抱歉，没有必要嫌弃自己，是吗？

潜：哪有人嫌弃自己的？我觉得这个逻辑根本就不通。她还是把我跟她分开了！我是另外一个人？所以她要跟我说抱歉？你觉得这个逻辑通吗？

催：在没有与您完全连接在一起的时候，可能会有彼此嫌弃和抱歉这样的感觉……

潜：她想让我怎么样？接受道歉？或者让她知道没有必要？（这里跟《与神对话》中的观点一致，神是不需要接受人的愧疚和歉意的。）

催：如果真正和您在一起，是没有必要的，是吗？

潜：没有必要，我们就是真正在一起。

催：您刚才说得非常对，您跟她是在一起。但是她感觉不到您跟她在一起。我觉得这种说法太生动了。

潜：她这一辈子都得学，每个人一辈子都在找这种感觉。

催：是。她期望在修行的法门上得到您的指引。

潜：我已经在指引她了，她要是足够爱这个世界，还需要什么法门吗？如果她喜欢的话，随便找一个都好啊。

催：真正武功高强的人，是随便捡一根树枝都能施展出内力。

潜：所以让她只带了一支剑鞘，那把剑根本没有用。（再次感叹一下潜意识的设计真的是太用心了，真可谓是步步为营，处处有意。）

催：为什么要让她看到那个姑娘最后是跳水而死呢？这个结局是想告诉她什么？

潜：我随便设置了一个场景，她要不跳水死了，她就看不见我。

催：哦，是这样的。那她为什么会后悔呢？

潜：她应该更早地认识到，富贵、爱情甚至包括父母给她的爱，都是暂时的。

催：好像地球人都会执着于要知道原因，理清楚因果，知道个责任、主次，才会引以为戒，才能总结经验，好像才放心，很多人都是有这种想法的。

潜：时间的观念是什么样子的？可能你们比较能体会吧！我没有时间的概念啊。

催：大部分地球人认为，时间是线性的：过去、现在和将来。如流水一般一去不复返。（天呐，我怎么会知道，大部分地球人都这样想呢？我对于他人、对于地球人又有多少了解呢？！细思极恐。从这句话中无意地暴露我自己平常是多么地自以为是！）

潜：所以地球还太小了。

催：可以理解。那灵灵觉得她是第一次来到地球……

潜：就是啊。（我又一次被抢白。感觉潜意识知道我之后要说什么。）她就是该来这里。她觉得自己来了一个不该来的地方，这种想法很奇怪。我想也许她对人生想不通吧！她没有得到自己想要的东西，她以前没有找到我，没有找到自己，她什么都想要。她必须要在这里。她不在这里就回不到原来的样子。

催：她觉得她不太喜欢现在的工作，不是说无法胜任，只是没有激情。

潜：她是不喜欢。

催：她又觉得很难放弃，从头开始做一个新的工作，她觉得这个转变还是有点难度。

潜：让她再等等。这个事情要她自己想通。我没有办法告诉她，她得自己经历。

催：或许到那个点上，她就不觉得这个是很难的，她会很自然地告别过去，开始一种新的生活方式，是这样的吗？

潜：让她找到自己，让她自己心静下来，她会找到解决办法的。

催：她说她母亲去世这件事对她影响比较大。她开始飘忽，她开始有些凌乱。您觉得她母亲去世对她来说有什么影响？

潜：让她接受现实，让她能够再向前走一步，她得知道，所有的东西都没有她想象的那么现实，不是什么事情都是不变的，痛苦也可以离开，爱你的人会离开，这是每个人都要经历的，这就是地球上好玩儿的地方。（听到这里，忽然感动得要落泪。在地球上，只有变化才是永恒的存在，能体验到有始有终，体验到有限，这才会让我们渴望无限，学会珍惜。多么有爱的设定。）

催：你们觉得好玩儿，但是地球人会觉得不安稳、不踏实，没有安全感。

潜：我不会这样觉得。这是生命的体验。

催：体验而已，是吧？

潜：对。通过这件事情，就什么都好了。（如果灵灵能对母亲离开这件事，看透世事，就好了。我们又何尝不是需要从我们难以面对的事情中学会成长。面对了不能面对的，就成长了。）

催：她觉得她经常会做一些梦，而且会应验，譬如说梦见同事怀孕，就很准时地应验了。

潜：不是挺好的吗？她不喜欢？那以后我不跟她玩了。

催：但是如果她做一个梦没有应验，或者说她解释不通这个梦到底提醒什么，她就会怀疑，会思考很久。

潜：她想太多了，想它干吗？梦醒了就醒了，印证了就印证了，不印证就不印证啊，想那么多干什么呢？她总是想对号入座，她有那个闲心，不如静下来，跟我在一起。（有一句话叫：想，就是不信了。我们是不是也花了大量精力在想证明某些事情上？）

催：对！她总是想对号入座，这件事情发生意味着什么，做这个梦代表着什么，这个事情是不是又证明我跟谁有什么关系……

潜：她到底想证明，还是不想证明？我们一直都在一起。她要证明什么？我都跟她说过很多次了。

催：嗯，她感觉人死了以后就是一种真正的解脱，就回到真正的家，这对所有死去的人都是一种解脱吗？都可以回到真正的家吗？

潜：我不觉得生的时候是痛苦，所以，死的时候也不是解脱。（太高妙的回答，我竟然一时无语。）

催：你们怎么看待人的生和死这两种状态呢？

潜：他们认为这是一种变化，其实这只是一个过程，中间没有分界点。

催：你们不觉得这两种状态是截然不同的？

潜：没有什么分别。

催：她看见过很多修行的人，证悟的人，读佛经的人，但是她觉得他们那些人对佛经或者对悟道的理解，也就是那个样儿，并不是特别地透彻。

潜：太相信自己的眼睛了。

催：怎么理解?

潜：她看到的只是在当时那个情况下需要她看到的。

催：对方真实的状态也不一定是那个样子?

潜：对。她需要看到那样，所以她看到了。

催：哦，明白了。她问：真正的证悟就是潜意识越过显意识，控制身体吗? 这个原话就是这样问的，您明白她的意思吗?

潜：什么叫显意识，什么叫潜意识? 我没有这个分别，我们是一体的。

（又翻出一层新意，达到一个高度。）

催：真正的连接和融合之后，都是一体的，是吗?

潜：我们一直都在一起。

催：但是我们人类都喜欢把它分开。（窘! 我又一次自以为是了。）

潜：分开也好啊。你不分开，就不会有找的过程。我们就是要它分开。

（无条件被允许、被接纳的感觉真好! ）

催：然后再去寻找在一起的感觉?

潜：是很开心的。

催：一步一步地体验到，哦，原来我们是一起的! 这个过程是很开心的，是吗?

潜：对啊，当我们在一起的时候，我们在变大，我们是一束白光; 我们在变小，我们是一个人，我们在地球，我们在宇宙的这一端，也在宇宙的那一端。

催：到底是为什么出发，不要紧。只要是你在路上了，这个就可以了？

潜：如果你没有目的，没有原因，你还会去寻找吗？

催：是。她说为什么读《金刚经》就可以达到一定的频率？改变心情，改变环境？这是为什么？

潜：这是经书吗？（好像没有听说过《金刚经》这本书的名字一样。）就像地球上有一座山，有一条河一样，它就是地球的存在，它存在的目的就是为了这个。（一副不要再问为什么，就是这个样子的口气。）

催：好的，我大概明白了。为什么要让灵灵的身体从小有各种各样的问题，譬如说：一直以来的肥胖。她想知道她为什么会一直这么胖？

潜：我不是和她说过了吗？她现在知道的原因就是那个原因。

催：就是妈妈觉得……（再一次被抢白了。）

潜：她想要漂亮吗？

催：对呀！她现在特别想苗条一点啊，瘦一点啊，身体柔软一点啊，可以吗？

潜：可以啊。这是一件很简单的事情。

催：在她看来这很难啊。

潜：如果她觉得很重要，就那样好了。但是我真的觉得这（减肥）不重要。

催：我们觉得身体健康、匀称、柔软、平衡还是很重要的。

潜：可以啊。她为什么要这样？

催：可能，这样会给她带来更好的心情。

潜：她跟我在一起心情不好吗？她想要好心情，为什么不能让自己静下来？

催：她现在又想和你连接在一起，又想变得更漂亮。这其实是同步的。

潜：好吧。我帮她。

催：那她觉得自己的头发也应该变得更好一点，她严重掉头发已经有十几年了，需要戴假发才能出门。她说，有人告诉她头发的事情已经解决了，让她慢慢等着就是了。是您帮她解决的吗？

潜：是我呀！

催：为什么会给她这个惊喜呢？这个问题都十多年了。

潜：时间点到了，她找到我了，我想给她一个惊喜。

催：您相当于送给她一份礼物一样，帮她解决问题？

潜：可以这样说吧。

催：真为她高兴。对一个女生来说，头发还是很重要的。她整天戴着假发，也挺不舒服的。

潜：其实，她的状态还是不错的。

催：这些可能是外表的问题，她身体还有一些疼痛存在，譬如说头疼。她最近为什么会偶尔出现头疼这个问题？

潜：她不好好思考。

催：不好好思考？我还以为您嫌她思考太多了呢！

潜：对！是一个意思。她想些没用的东西，所以她没有"好好"地思考，她没有思考该思考的事情。

催：那她应该思考什么？请您告诉她。

潜：我觉得她应该坐下来观想，想自己，想自己跟白光在一起。

催：她为什么不是腰间盘突出，就是胳膊疼？胳膊不疼的时候，就腰间盘突出？为什么？

潜：她背负的东西太多了。

催：什么东西？

潜：工作、孩子、爱人，所有的一切。

催：您觉得她不应该……（总是被抢白。）

潜：让她放轻松，我是说心态上。这些事情都没有什么的。她过得不好吗？我觉得我们过得很好。

催：我也觉得她过得挺好，感觉心情还挺开朗的。

潜：现在她知道啊，什么才是过得不好。她现在过得不好吗？她疼，所以就觉得过得不好了吗？其实她过得很好。让她想自己过得好，她就不疼了。（感觉在潜意识看来，身体的疼痛与过得好不好没有直接的关系。）

催：真的会管用？

潜：管用啊，当然管用啊。停止疼痛是最简单的事情。

催：这个好和不好是怎么界定的呢？可能你们定义的"好"和我们地球人定义的"好"不太一样。（再次鄙视一下自己的提问，难道地球人定义的"好"都是一样的吗？）

潜：是，我觉得没有什么是不好的。（没有不好的时候，也无所谓好了。我忽然想到，什么样的人才会永远开心？他的心里没有"不开心"的人才会永远开心。什么样的人才会永远不败？他心里没有"失败"这个概念的人就会永远不败。什么样的人才会永远安住当下？他的概念里没有"过去"和"将来"的人就会永远活在当下。）我只是觉得她该经历而已。她觉得不好吗？她觉得哪一点不好呢？

催：身体的疼痛不好啊。不舒服的感觉24小时都在，整个身体很沉，很痛，这是她真实的感觉。

潜：如果她不想疼的话，就让她自己告诉自己不疼吧。

催：她会怀疑自己能不能有那么大的力量，可以支配自己吗？

潜：她说的是我吗？

催：她不怀疑您，她怀疑她自己。

潜：我不怀疑我自己！（坚定有力。潜意识从来没有怀疑或放弃过我们。只有我们自己一直在犹豫怀疑。）

催：好吧，我明白了！您觉得灵灵明白了吗？

潜：明白了吧。我没有跟她分开过。（语气婉转而深情，这是爱的表白。）

催：您都这样说了她再不明白……（又被抢白。）

潜：我会敲她的！

催：哦，可以吧。这让我想起在好几年之前的一件事，我在催眠的过程中问了一个问题，在这个问题问出口的一瞬间，我感觉忽然有个人扇了我一巴掌，特别明显的感觉，我当时就坐在那里，确定没有真正的人来打了我。那一瞬间真的是当头棒喝，我忽然明白我问的那个问题的答案，原来我一直一直在那里犹豫和纠缠。

潜：那你说，这种感觉过后，你是哭了还是笑了？

催：笑了。

潜：你疼了吗？

催：不疼，就是感觉被一巴掌打醒了。是不是你们经常干这样的事？

潜：你的感觉很好，不然你不会提起来说。那就相信这种感觉吧。

催：从那以后，我好像真实地感觉到你们的存在。那一瞬间还是很有长进的，我再也不犯类似的错误了，现在想起来挺有意思的，哈哈。

潜：那下次我也扇她！

催：她说她十年的心脏病，莫名其妙在一个转运的节点就好了，为什么要让她经历这些呢？

潜：她必须要经历这些。身体的痛苦是体验的一部分。

催：那总得有个缘由吧，十年的心脏病！

潜：她每天都在不停地暗示自己，暗示她心脏不好啊。

催：为什么她要给自己加这个"油"，让自己更不舒服呢？

潜：其实这是在很多人身上发生的事情，都是让你明白，你的自我暗示，是非常非常有力量的事情。你不要给自己不好的暗示，即使在你遇到了困难的时候，你也要想那些积极的事情。你病了，你要说自己好；你痛苦了，你要说自己能走出来。如果今天你病了，你说自己病了，第二天你还是病的，第三天你还是病的，会持续很多很多年。直到有一天你自己想明白了，我看不下去了，我受够了。

催：她说她在 2013 年、2014 年那两年感觉非常好……

潜：她只是体验了身体的好，但是她还需要体会更深层次的事情，精神层面的，所以她后来又遭受到了痛苦，有的时候你在山顶随时还是会落到山下。那个时候的好只是虚的！

催：就是我们所认为的物理层面好起来了，其实精神层面并没有那么通达。

潜：我们还是在讨论好与坏。你知道我觉得没有什么好坏。

催：是的，二元对立是人类的一个思维模式。

潜：什么叫作二元对立？（我觉得潜意识是在逗我玩吗？很简单的一些概念他好像从来没有听说过一样。他是想让我再说一遍，再一次审视自己习以为常的一些概念，再去说一遍的时候，真的感觉自己的无知和幼稚。）

催：就是好和坏，你和我，过去和现在，它都是对立而不融合的，这就是我们地球人所认为的二元的世界。

潜：哦，是很好玩，这太绝对。你们再等等，总有一天你们都会知道这些都没有意义。

催：好吧。那她一直月经不调，这是为什么？

潜：很快就会好了。

催：我还是忍不住要问一下，她为什么会月经不调？有什么原因吗？

潜：她的心理状态不够好。

催：与她妈妈的关系有一定的影响吗？

潜：她的妈妈不会影响她的身体，她要知道，妈妈是为了她而来的，那些伤痛不是妈妈带给她的。（任何人都是为我们而来的，别人是不会给我们带来伤痛的，只有我们对这个人对这件事的感觉会给我们带来伤痛。如果别人伤害了你，那么也一定是经过你自己允许的。）

催：心理状态不够好，会造成月经不调等这些妇科问题？

潜：她的抱怨太多了。

催：对什么的抱怨？

潜：对生活的抱怨。她没有认清，所有的事情都是为了她而存在的。她想清楚这些，就什么问题都不会有了。（重要的事情说三遍，已经是第三次说到这一点了。）

催：我感觉有点明白你说的这个道理了。

潜：让她不要抱怨。

催：她为什么会发无名火？她说有的时候会发飙，自己也控制不住，自己也不知道为什么。

潜：没有什么特殊的原因，让她学会静下来，她不用多做什么事情而是要学会静下来。（静下来这个话题，也算是重要的事情说三遍了。）

催：她想知道她的母亲为什么会出现在她的生命中。

潜：为了教给她一些东西啊，她没有学到吗？她的母亲给了她爱，她的爱离开她了，但是在爱的同时，又让她感觉到了痛苦，所以这些是分不开的。也没有好，也没有坏。这些都是存在的，她要经历，她要明白。（大概是想让她明白好与坏同在，爱与痛一体，没有好与坏，爱与痛的区别，一切都是存在，一切都是体验。）

催：我们需要经由这些经历，成长到更高的一个层次？

潜：找到自己。让她忘掉这些人吧！让她忘掉这些事，经过了就过去了。不要看以前的，她知道原因也没有用。我不打算告诉她他们的关系。

催：她说很意外她先生给她请回来了一尊白衣观音，她非常喜欢。

潜：让她天天看着，那是一道白光。

催：具象成一尊白色的观音像在她的面前，会时时刻刻地提醒她？

潜：是我啊。这些宗教里的佛啊、菩萨啊，都是设想来的。如果说佛，她也可以成佛啊。我就是佛啊。我们就是啊。如果她喜欢是白色的，就是白色的好了。她喜欢是红色，也可以是红色的呀。

催：没有什么是不被允许的，是吗？

潜：对啊。

催：她觉得她看到很多特殊的形象，或者给她特别有感觉的形象，都是白色的。

潜：是啊，所以我说，我也是白色的，我的星球是白色的。

催：因为她喜欢白色，所以你就讲了一个白色星球的故事，这样才能让她有亲切的感觉，让她很安心，很喜欢，是吗？

潜：是啊。她要红色吗？她喜欢红色吗？我觉得没有必要喜欢什么，什么都可以。我觉得是人类的分别心太强。你是不是觉得黑色的太暗？白色的才是光？

催：嗯，很多人觉得黑色是黑暗的、恐怖的，白色的、金色的就是好的，我不知道为什么人类会有这样的一个集体意识。

潜：那是因为太阳是有光的。这样也很好啊。（再一次被无条件地接纳和允许。）

催：我觉得人类很简单，喜欢把一些东西固定下来。

潜：不，我觉得人类太复杂了。

催：哦？是吗？为什么说人类很复杂呢？

潜：你说的很多东西我其实不是很懂，觉得没有必要区别，没有必要区别你与我、对与错、是与非。

催：那是不是也没有必要区分孩子是不是亲生的？她还问为什么她要有一个抱养的孩子？

潜：她要一个亲生的孩子干什么？难道她想知道为什么自己没有孩子？

催：对！对！中国人对这个问题很重视。她就是问为什么没有自己怀孕生个自己的孩子？

潜：我想让她知道一种感觉，她不需要跟任何人都一样，她也可以有另外一种生活方式，这种方式其实并没有什么不好，就是这样。

催：您想通过收养一个孩子，让她意识到，她可以和别人不一样？

潜：任何人和任何人都可以不一样。我想让她知道这不是缺陷。她很好，她的孩子给她带来特别大的快乐。难道她还没有体会吗？她想要个孩子吗？

催：她在摇摆。她也想要，但想想自己身体不够好，年龄又有点大了，还能不能经得起生养一个孩子的过程。

潜：她担心自己养一个孩子会死去吗？肯定不会了！

催：不是会死，是很费力气，本来身体就不好，还有工作压力，年龄大了，生一个孩子，养两个孩子会比较吃力。

潜：我听起来就是她不想要。

催：您通过这样的安排，只是想告诉她，她可以跟别人不一样？

潜：其实也没有什么不一样，这有很大的差别吗？

催：中国人还是觉得亲生的孩子和抱养的孩子是有差别的。

潜：其实，有一个孩子和没有一个孩子也没有差别。噢！天呐！什么是差别？我真的不知道。所以我说地球更复杂，你不觉得吗？

催：好吧，可能我们已经习惯这种复杂了。

潜：不要总是想着去解决特别具体的问题，越是具体的问题越没有意义。

催：很多人会把大量的精力放在解决一个个非常具体的问题上。

潜：所以地球还要发展，人还要发展。

催：甚至一个人今天穿什么颜色的鞋出门都要花一些精力去思考。

潜：你有没有想过，如果你没有脚，不用穿鞋子？（催眠师当下空掉！三秒钟的大脑短路，好像有很多细小的纠结和缠绕瞬间化解了。出其不意，攻其不备。我真的没有想到会这样来解决问题。站在高一层的角度去看，啥都不是事。）

催：还真的没有想过这个事情……也就是说，黑鞋白鞋、有鞋没鞋，甚至有脚没脚，都也没有太大的区别，对吗？

潜：你想是圆的就是圆的，想是方的就是方的。

催：可是在很大程度上，地球人还是为了谋求生活的方便……（我这句表达好无力、好勉强啊，但是让我意外的人，潜意识也表示理解。）

潜：其实我也可以理解。因为我也有脚啊。我是灵灵啊。

催：我也很理解，为什么很多人那么看中钱，在意钱，不开心也要先赚钱，因为有钱，做很多事情就会很方便，有很大的选择的余地。灵灵也在为钱努力工作着。

潜：你是不是在抱怨，觉得我们对不起你？给你们设下了这样的环境。

催：倒也不是，我是觉得可以很理解非常非常沉迷在地球游戏规则里的那些人，理解他们的想法……（我觉得自己有些虚伪了，被潜意识看穿还不好意思承认！）

潜：你跳出来，你只是观察他们，观察他们有这样的，有那样的，就仅仅是观察这种体验，就像我现在一样。有很多人对待钱的态度也不一样。

催：对，但是绝大多数人还是认为，钱是非常非常重要的，为了钱去置换掉很多内心真正喜欢的东西，去交换和出卖自己的真爱。

潜：让他们迷失吧！总有一天还是要找回来的。

催：……您刚才说不要纠结鞋子的颜色，幻想没有脚的感觉，这给我很大的触动，我好像从来没有考虑过这个问题。这可能是解决问题的一个全新的思路。非常开心，能够听到您这么多智慧的指引和关于真相的一个描述。还有什么话想要对灵灵说吗？

潜：让她往前走。

催：她知道前方在哪里吗？

潜：她知道。让她静下来，每天都给我们自己一段时间，让我们在一起。不，是她跟我在一起，我一直跟她在一起。我们曾经都在一起。

催：We are one ？

潜：是，我们是一体的。我想，她别忘了今天。

催：您有办法提醒她，您可以敲她！

潜：对，我下回要敲她！不然我还要怎么样呢？

催：她会不会怀疑您的存在也是别人？抢夺了或者假借了您的名义出来乱说一通？

潜：不会的。你知不知道在这个身体里面，我跟她的意识是同时都在的，她能感觉得到，我不是别人，她肯定能感受到。

催：那请您帮她扫描一下身体，看一下能瞬间解决身体的什么问题，变得更健康！

潜：她的右肩没有问题了。

催：确定？她之前很严重！

潜：确定。

催：因为她开始听到您的声音了吗？

潜：是的。她的胳膊还要等一等。

催：如果去到一些特殊的地方，她的右肩也不会有感觉了吗？

潜：不会的。希望她以后用意识去反应，跟我互动，我不会再用这种方式去跟她说了。

催：嗯，右肩好了，胳膊再等一下，心脏呢？

潜：心脏没有问题了。

催：已经完全好了吗？

潜：但是如果说她不听话的话，我可能会稍微再提醒一下。（就是不听潜意识的话，还是会再疼的，这是一个提醒。）

催：晕眩的游戏还会继续做吗？

潜：嗯，好吧，那就不做了。

催：头疼呢？

潜：头疼是因为思想混乱。静下来就好了。

催：清静下来，不要每天乱七八糟的想那些没用的。那她最近经期的时候会不舒服。

潜：好吧，妇科的事，我来帮她吧。

催：您怎么帮她？我很好奇。

潜：好就是好了吧！其实也没有什么难的！你觉得难是吗？

催：嗯嗯。

潜：腿。腿是因为走的路不对，慢慢就好了。

催：她腿有问题吗？她没有说。

潜：她腿有问题。

催：腿的问题是她没有走在自己想走的道路上，如果她慢慢地走在自己的道路上，腿就会好起来？

潜：会的。那个时间点就快到了。

催：肥胖的问题？怎么办？

潜：等一等。顺着自己的心，想用什么办法都可以，肯定会瘦下来。

催：就是说，什么办法都可以，都有用。

潜：但是她要相信！

催：对了，她觉得她老公不爱她，她老公竟然不听她的话，非要去投资，去创业，这让她特别伤心。

潜：她老公是什么？是她养的吗？是她的吗？什么都不是！为什么要听她的话？她老公不爱她？什么样的感情是爱？她想清楚了吗？她到底要怎么做？她到底希望别人怎么做？她不能要世界太平点吗？她接受就好了！那她爱他吗？

（这一连串的反问急促而有力量，如一把利剑，穿透了什么，又打破了什么。做完这个催眠的第二天，一朋友跟我抱怨自己的婆婆是如何不按照她的意思来养育孩子，如何地冥顽不化，把她气到浑身颤抖。我把这一段讲给她听，并套在她的故事里说：你婆婆是什么？是你养的吗？是你的吗？什么都不是！为什么要听你的话？你婆婆不爱你吗？什么是爱，你想清楚了吗？你到底要她怎么做，你不能要世界太平点吗？你接受了就好了！那你爱她吗？……电话那边长久的沉默之后，朋友说，她感觉好受多了。我觉得这段话是个模板，谁心里不爽的时候，都拿出来套一套，清理一下自己混乱的头脑。）

催：她一直不接受，折腾她老公，也折腾自己的心，是吗？

潜：她想要什么？要钱吗？她不是说她不要钱吗？

催：我觉得她因为老公拿积蓄去创业，目前收入又不稳定，这让她没有了经济上的安全感，是吧？

潜：那是她太恐惧了。唉，问题又回来了。让她静一静好不好？

催：好！谢谢！有没有什么她没有感觉到、忽略的一些什么事情需要提醒她？

潜：让她不要说太多的话。

催：好的，她说她有让别人开心起来的、让别人信任她、帮别人解决问题的天赋。所以她会不自觉地说很多话吗？

潜：我们每个人都有这个天赋。我就是用来解决问题的。不然你叫我来干吗？

催：好。还有什么话叮嘱她？

潜：静下来！静下来！让她静下来！

催：好的，静下来。我觉得这是您重复的次数最多的话了。在送走您之前，还需要说点什么吗？还是就这样？

潜：好像也没有了。

催：哦，我觉得您说的这些非常有道理的，是否介意我把这些话分享给更多的人？

潜：我不介意。我想她也不会说介意的。但是，你觉得奇怪吗？现在地球上每时每刻发生很多这样的事情啊！

催：我不觉得奇怪，但是，我想很多人需要这样非常智慧的话，可以解决我们生活中的各种烦恼。

潜：他们每个人都会需要，但是真正影响他们的是他们自己。只有需要看到的人才会懂。

催：我懂了。我现在觉得非常地开心，周围都是开心的能量，好像一场毕业典礼，放飞鸽子，放飞气球，或者周围都是天使在跳舞。这是我的一种感觉，或者说是我现在的心情。

潜：我在你的左手放了一枝玫瑰花。我在你的右肩膀放了一个小天使，你喜欢吗？

催：这朵玫瑰花是不会凋谢的，我什么时候想看到它，只要伸开手，都可以看到它，太奇妙了。

潜：其实你想要任何东西你自己都可以做到的！不要以为那是我给你的，它就是你的！你觉得是我给你的吗？

催：可以换一个角度说，其实您就是灵灵，其实您也是我？

潜：我们都是一体的！

催：这种感觉太奇妙了！非常谢谢您的礼物！我们今天就到这里吧。

催眠师说

这是一次让我回味深长的催眠，整理催眠录音的过程中也让我收获颇丰。潜意识在这次回答中破除了我的很多限制性的信念，虽然有些信息在之前的催眠中也听到过，但像这次催眠一样，这么生动、这么密集，这么有爱地破除我思维的藩篱，还是少有的。我不禁心悦诚服、击节赞叹。

潜意识打破了时间的概念，打破了空间的概念，认为此时即彼时，此处即彼处，没有距离，没有远近，遍一切处。生和死没有什么不同，遑论前世和今生？他认真地讲了他们的来处，那个美轮美奂的白色星球如在眼前，随即又说那也只是因为个案喜欢白色，乐意接受而已。他打破了自己创造的神话，他认为一切都没有区别。有和无都没有什么区别，遑论有与无之间？所有的有限加起来不是无限，所有的部分加起来也不是整体。因为有限即无限，部分即整体，你即是我，我即是一切。神和人都没有区别，遑论人的潜意识和显意识？

如果你真的能够明白"一切都在心里，其实本没有心"的时候，你看待这个世界的眼光真的会不一样！

执着到底

引子

每一次见到个案之前，我都不知道他（她）曾经经历了什么。

每一次开始催眠之前，我也不知道接下来会发生什么。

但是，每一次催眠结束，我都会发现，整个过程中，一步步地，我经由让别人释怀而让自己释怀，经由让别人成长而让自己成长，经由到达个案的内心而到达了自己的内心深处。

于是，我写下这个过程，希望更多人能够借由这些文字的指引，抵达自己的内心……

一　与个案面对面

尤茜要来做一场催眠，是她去中日医院做完胃镜之后决定的。

她从年前开始打嗝，隐隐地打嗝，声音不大，却接连不断。她男朋友不断地提醒她说，这种情况有可能是幽门螺旋杆菌导致的，一直催着她去医院做个胃镜，确定一下原因，及早治疗。她之前吃过几服中药，没有啥效果，她也觉得自己不分时间、不分地点地打嗝挺烦人的。终于，她决定要面对这个问题，去排队挂号做胃镜。让她万万没有想到的是，做胃镜的感觉实在是太难受了，如果她提前知道是这样的体验，无论如何她也不会去的。

更让她难过的是，她开始怀疑自己与这个男人的感情。这次检查是男朋友催她去的，后来听他说之前他也做过胃镜，这更让她受不了。……明明知道这种感觉，竟然还一直劝她去做这个检查。她开始怀疑他们之间的感情，是不是真的经得起生活的考验。她说，如果她爱一个人，她是无论如何不会让爱的人去做这么变态的检查的。

说起自己过往的感情经历，尤茜泪眼婆娑。她觉得自己一直在游离，一直在计较，一直在权衡。她说，没有办法，年龄大了，真的找不到年轻时一见钟情、一往情深的感觉。她总觉得，没有找到那样的一个人，没有那样的一个人值得她再去奋不顾身地去相信、去爱。她也知道，可能不是那个男人的错。她已经暗暗地决定，这次分手之后，就不再谈恋爱了。她觉得一个人也可以过得很好，自己照顾自己，再养一条狗，按自己喜欢的方式去安排生活。她觉得可能自己命中注定，不需要结婚。

但是，如果选择单身，第一个不答应的就是她妈妈。天呐，提到这个女人，尤茜有一肚子的委屈。她说，她刚刚跟母亲大吵了一架，把妈妈的东西从自己家里全都扔到了门外，她忍无可忍，单方面宣布要与妈妈一刀两断，老死不相往来。她说，这是吵得最厉害的一次了，但她觉得妈妈依然不会放过她的。因为之前，每一次吵到天翻地覆，第二天，还是会接到妈妈的电话。如果她不接通电话，她还会收到妈妈发来的微信或者短信，亲切问候、和颜悦色，就像昨天什么都没有发生一样。妈妈每次都会说："你是我的孩子，不管做了什么事，犯了什么错，都是我的孩子。"天呐，这是最让尤茜受不了的，妈妈一直把她当作孩子，时时提醒，事事监督。穿什么衣服出门，去见谁，吃饭了没有，什么时候回来，她感觉，妈妈一直在边上盯着她，围着她。她想摆脱掉妈妈的控制！

这次激烈的冲突是因为尤茜想要把自己名下的房子卖掉，省得每个月都活在高价的房贷之中。在妈妈看来，世界上的骗子太多了，卖房可是件天大的事，她必须要严格防范坏人有可乘之机。她立刻放下自己所有的事情，住在尤茜家里，亲自接管监督过户的各个环节。妈妈越要管，尤茜越不让她管。妈妈越要问，尤茜就越不告诉她。妈妈觉得这个孩子最近情绪不稳定，意气用事，怕被坏人利用，每一步都是暗访、跟踪、调查，无所不用其极。而这激起了尤茜更大的叛逆，她金蝉脱壳，偷梁换柱，瞒天过海，硬是背着妈妈一步步把房子卖了出去。这不是一场家庭伦理剧，这是一场惊险悬案剧。这不是在卖房，这是一场母女之间的较量，最后尤茜身心俱疲，妈妈却依然精神抖擞。

尤茜也不止一次地反思，为什么她与妈妈的母女关系是这个样子的？为什么妈妈对姐姐完全不是这样的？提到姐姐，她也有很多的不理解。人家都是姐姐妹妹自小陪伴，如胶似漆，相亲相爱，但是她的这个姐姐，从小就不喜欢她，从来不带她出去玩，从小就不跟她分享自己的东西。她从小就知道，姐姐的是姐姐的，姐姐的东西不能动。她恨这个姐姐不照顾自己，同时，也羡慕姐姐不用受到妈妈的控制。她已经习惯了与姐姐之间的距离和冷漠。本来以为两个人就这样相安无事，终老此生，可尤茜发现，姐姐在结婚之后开始主动地"破冰"示好，最近还反复打电话提醒她，可以换掉工作，但不能断了社保。她出于本能地拒绝，但内心更多的是害怕，害怕姐姐也会像妈妈一样控制她。

尤茜也承认，可能是因为自己这些年做得并不好，才让家里人都对她不放心。她大学毕业后，一直在大跨度地转行，没有在哪一个行业内扎稳，也没有什么积蓄。但是，她实在不能勉强自己坚持下去。最近一段时间，她为自己选定了新的职业方向——做瑜伽老师。她说，她感觉做瑜伽时，那种身心合一的感觉，那份安稳，是做任何事情都不能取代的。她说，瑜伽中的体势与冥想，都让她感觉生活一点点地透亮了起来，她好像慢慢地恢复了一些热情与希望。但是最近去国外学习瑜伽的签证申请被拒了，她想不通，这意味着什么。难道这也不是她要走的路？

太多的疑问，东拉西扯着她原本已经脆弱的心，她需要方向，需要力量。

二　情景回溯

情景一：

我看到了一片树林，风温柔地吹着，一切都感觉很舒服。

我是一只刺猬，或者是毛硬得跟刺猬一样的老鼠，站在一个土坡上的洞口。我从洞里露出头来，迎风看着晶莹剔透的阳光，感觉身体的一小部分还在土里。风吹过来，我的毛发向后吹。我想出来走走了，往前一爬，整个身体就从洞里出来。我发现自己是一只可以直立行走的老鼠。我蹬蹬爪子、理理毛发，蹦着跳着往前走。树很密，会碰到我的脸和嘴。我偶尔跳起来，发现上面的世界很开阔，竟然发现，原来那些碰到我的脸和嘴的东西不是树，而是草，我太小了，才会觉得那些是树。

我终于走到了一个开阔的地方，看到了一条河流——可能那就是个小水沟吧，但在我看来就是一条河流了。我骑着一个像轮子一样的东西从水面上往下冲，我沉浸在这种速度的快感中，根本没有工夫去想要去哪里，就是顺着河流向前走。过了河，上了岸，我感觉前面是一个非常精彩的世界，闪闪发光。继续向前走，我发现那里也是个小土坡，有些小房子依山坡而建，房子上有门也有窗。

我正打量着这个房子，从门口走出来一只像老鼠一样的小动物，他穿着盔甲，显得很高大。我向他鞠了一躬，他对我很友好，示意我进去。进了房子，他带着我沿着一条长长的甬道向里走，里面有好多好多的小老鼠，他们聚在不同的区域玩耍。

我们先来到了一个像游乐场一样的地方，很多小老鼠在玩旋转木马。随着轻柔的音乐，木马一圈一圈地旋转着，一上一下地移动着，所有骑在木马上的小老鼠都很开心。他问我想不想玩，我说不想，我觉得没有什么兴趣，看看就行了。但是，我心里却在想，这些都是诱惑人、欺骗人的东西，我要是进去玩，就会忘了自己要做什么了。虽然我现在也不知道自己要做什么，但我就是觉得自己就这样去玩了，就再也不知道自己真正要做的是什么了。

他带着我离开这里，走到了另外一个场地。在这里，所有的人都在玩打架的游戏。大家的情绪激昂高亢，挥舞着刀枪棍棒，呐喊厮杀。他问我想不想去，我觉得我不用进去成为他们中的一员，也能感觉到那种情绪。这个场景比那个旋转木马更吸引我，这里更爽、更刺激、更真实，但我还是不想参与进去，我觉得在旁边多站一会儿、多感受一会儿就够了。

他继续带着我离开这里往前走。我现在感觉有些变化了，一开始我总觉得他是要骗我进入一个场景，想让我陷入其中，现在发现不是这样的。他就是引领着我，给我带路的。我想走就走，想停就停，想做什么就自己去做，他没有建议，也没有逼迫，一切都是由我来决定的。

我们向前走，来到了另外一个场所，这里的人都在唇枪舌剑，高谈阔论，很像是职场、商场里的谈判，没有硝烟，却火药味十足。这些人在文质彬彬的外表下，在优雅得体的言辞下，讨价还价，纵横捭阖，暗中较量。他问我要不要进去试试看，我笑着摇摇头，这也不是我想要的。我也曾经历过这样的职场，但是这一切对我来说很没有意思，增长不了什么智慧，这也不是我要走的路。其实，我挺佩服他们的，一直坚持在这里玩下去，可能他们在这条道路上有他们的收获，他们才会继续下去。但我很明白，这不是我想要的。

我们转到了一个声色场所，里面有很多漂亮的女人和多情的男人。他们沉醉在各种爱恨情仇之中，肝肠寸断，死去活来。我看到一位女子沉醉在这个游戏里，至情至性，淋漓尽致，全然忘我地爱着，没有任何保留。看到她那沉醉的样子，我深深地被打动了。我觉得我有点羡慕她了，我也想沉醉进去，因为沉在里面的时候你是不知道自己有多伤、有多痛的，甚至不知道自己是谁了。所有的哀伤与痛苦都是你抽身出来，若迎若退的时候才感受到的。所以，让自己彻底地陷进去也是解脱的办法，完全沉浸进去，全身心地体验和经历，其实也就是彻底地解脱了。我看到她边上的另外一个女人，她喝着酒，醉醺醺地在思考曾经的爱值得不值得，未来的路如何走下去，结果又会有何不同。她半醉半醒，一边付出，一边计较。爱得势利，思考得无力，她并不快乐，她一事无成。

他问我要不要亲自去体验一下，我说我体验过了。我也曾经非常地沉醉过，但是这些并没有给我带来什么，我觉得自己做得不够好，并没有在这里面得到多少智慧。这样的方式并不太适合我，而且让自己沉醉进去太不容易了。我没有百分之百地沉醉过，我也做不到。所以我还是看看就算了吧。但是，我依然很感动，为这些全然去爱和百分百投入的人！可能有些人会说这是情执，会不解、会不屑，但是，我今天终于明白，有时候你一直执着下去就是一条解脱之路。有时候，不敢执着，实际是一种障碍，解脱之路上的障碍。但是，很少有人能做到那个极致，至情至性，无所畏惧！我觉得，这条情路，不是我的解脱之路，我真的做不到，感受过就好了。

情景二：

穿着盔甲、像老鼠一样的小动物继续领着我往前走。我看到一片金光，这里所有的东西都是金色的。这里只有金光，所有其他的东西都融入在金光之内。我觉得这里才是我想要的，我知道，这个金光融合了刚才所有的东西，它们在这里都升华成了金光，融汇在了一起。所以，通过什么样的方式、经由什么样的道路并不是最重要的，并没有什么太大的区别，无论哪一种方法，你做到了极致，全情地投入、坚定地执着进去之后都能达到这个金光。我们一直在说要放下"我执"，但是有时候，你就是要非常地执着，执着到一定的时候才能解脱。所以，不要去评判自己的执着，找到自己的道路，然后执着进去，这个执着最终会引领你到达金色，溶解在金光之内。如果你没有那个执着的过程，你是永远到达不了这个光的。不要害怕，不要害怕去努力，不要害怕自己一次一次地冲刺然后又失败，认准了的事情就咬牙去做。你要相信，不论你选择了什么道路，只要你执着进去，那个执着最终都会带你来到这个光中；不论你选择了什么道路，路上你会遇到障碍，这些障碍并不预示着你的选择是错的，而是预示着你会获得一股更大的力量，你要学会收集起这些力量，然后继续向前走。（个案越说越高亢，越说越有力量，感觉有雷霆万钧之势！在场的催眠师也为之动容。说到这里的时候，她忽然停下来。等再开始说话的时候，语气柔和而坚定。）

尤茜，你要有这股心劲，不要放弃。你要相信你是可以的，继续走下去！我知道，你尝试了很多很多的道路，你都认为那不是你想要的，现在你找到了想要的路，你就继续走下去，全部地投入进去，不要害怕。你知道吗？你之前选择的每一条道路，只要你投入进去了，都是一样的，你都会到达那个光。只是每个人适合的不一样，没有说哪条路好，哪条路不好。不管你选择的是什么，主要取决于你认为自己是什么。是国王还是乞丐？你是国王，从眼前贫瘠的土地也会看到辽阔的疆土；你要是乞丐，就算拥有辽阔的疆土也会只看到眼下贫瘠的土地。所以，不在于你选择哪条道路，而在于勇往直前的那股力量！你要勇往直前，不要被之前你认为的障碍、你认为的挫败，给消磨尽了。把你的勇敢重新拿出来，去面对你生活中的一切，只要你有勇气面对一切，我们都会赐予你力量，这一切都取决于你自己。你永远记住，没有一条路是对的，没有一条路是错的，这是你的选择。只要你选择了，你就走下去，执着会带领你到达那个终点！不要害怕困难，所有这些困难都你心里创造出来的；不要害怕障碍，所有这些障碍都是你自己内心所创造出来的。当你回归自己的内心，跟自己和解的时候，你会发现一切都不一样了，但是首先，你要勇敢面对。

（催眠师问：我听过一句话叫"不成魔，不成佛"。"成魔"可不可以理解为：不管走在哪条路上，都全情、坚定、执着、勇敢地走下去的那种状态？当我们像着魔一般的勇敢、坚定、无畏的时候，我们最终会到达那个金光，最终会"成佛"，可以这么理解吗？）

是的，所谓的魔也是你们自己的界定，你们会觉得这个人与之前完全不一样了，也许，已经完全不符合这个社会对一个人或者一个好人的规范和预期了。但你们要相信，只有你坚定地走下去，达到一定的境界，恩典、奇迹或者叫质变才会降临！没有到达那个火候，恩典是降临不了的，奇迹是无法发生的，质变是不能实现的。但是你的那股心力、心劲决定你能不能等到奇迹出现的那一刻。在那一刻，所谓的魔和佛又有什么区别呢？没有区别了……

（催眠师问：所以，走哪条路并没有区别，有区别的是，你走在这条路上是否全情忘我地投入、彻底无私地沉浸其中。其实我们很害怕沉浸，害怕沦陷而不能自拔，现在看来，彻底地沦陷也是一种解脱？）

是的，所有的路其实都是到达终点的路而已，放下那个恐惧和担心，选择，而后执着地走下去，才会看清每条路上不一样的风景。而现在的很多人，包括尤茜，都是习惯性地要去推开预想的困难，去计较预见的得失。

这是所有人常有的机制。其实，对于未来的困难，我们能预测多少？对于未来的得失，我们又能分辨什么是得什么是失？每个人都会找到适合自己的路，其实，每个人都会有一个感应，都会有一个方向，只是我们太害怕那个路是错的，害怕那条路充满艰辛，与别人不同，还没有踏上那条路就自己放弃了。

（催眠师问：如果一个人选择了一条并不是特别适合自己的道路，只要他全情投入，也能到达那片金光？）

是的，所有的路都会到达金光，不管他选择哪条路，只要他继续下去，他都会到达金光。只是有些人可能在某条道路上更舒服、更从容一点。你看，一开始她只要坐上旋转木马，就是在那玩，全情地玩下去，也能到达金光。她要是选择冲锋陷阵、拼杀打仗，只要她全情投入，她也能到达金光。不是在于方式，而在于你是否全情投入，你是否认定、认准。其实，现在有很多修行的法门，不管是什么，你全情投入进去，就能带你到达一个更高的层面，在那个层面，感受到爱的频率。在爱的频率里，你身心的状态就会发生转化。至于你用什么方法到达那个层面，每个人不一样。但是如果你选择了其中一个，那就全情投入去做吧。

（催眠师问：那尤茜，或者其他很多人，都会看过一条道路，再看过一条道路，就是不去选择，不去投入。尤茜选择其中一条路和没有选择另一条路，是由什么决定的？）

她很直接，她就想要那个爱，那片金光。在前面这些道路上，她觉得看不到她想要的东西。可是其他人，在这个情场、战场、职场中，就是能体验到那个爱，那份痛快，但是，每个人不一样，我们要允许别人走他们自己的道路。但是，她没有办法说服自己在这些道路上去体验她想要的爱，所以她要走的是另外一条路。她想要通过探寻自己跟自己的关系、探寻自己跟真理之间的关系，基于这条路去寻找爱。从情场、战场、职场中悟到真理、增长智慧，这些经历她今生都曾经历过，但她觉得达不到那片金光，这是她灵魂的特质。她今生一直在尝试努力，现在，她找到了她觉得可以的道路——在身心合一的瑜伽中达到与万物合一的状态，那她就好好地努力去实践。既然要来这世间走一回，那就淋漓尽致地去做吧。她最终能不能达到她最终想要的那个状态，现在也不知道，但是我想告诉她，只要全情投入地去做，她就一定能感受到那片温和的光芒，那样无条件的爱。但是，我也想告诉她，并不是只有这条路能够达到，关键是能否全情地投入。

（催眠师问：这与在某个方面成为"达人"，通过熟练的技术提升一个人的心量和定力是一致的吗？）

刚才说的这个跟"达人"还是有一点小小的区别。达人可能更多的是在一个技能技巧上或者方式方法上达到一个高度。这里所说的主要是你们全情投入生活的方方面面，比如说选择在情场上修炼，当任何人都觉得你不值得、你很吃亏、你很受委屈的时候，你自己也觉得你一而再、再而三的付出都没有获得你想要的结果时，纵然你的心已经千疮百孔，你是否还要继续去爱？全然执着的付出到你一无所有的时候，你也可以在涅槃中重生。但是像尤茜，她为什么觉得自己不行，因为她做不到这样子，她受一点点的委屈就爱不下去了。

（催眠师问：虽然无论走哪条路，只要全情投入都可以到达终点，但是尤茜有权利去选择自己喜欢的道路？）

是的，或者换一个说法，如果不是她的道路她很难全情投入，她逼迫不了自己的。每个人会有自己的感觉，都会知道是不是在勉强自己做事情。

走在属于自己的道路上，即使遇到再多的困难，在解决困难的过程中，也会有轻松愉悦的感觉。在不属于自己的道路上，会有莫名其妙的疲惫感。尤茜觉得现在自己找到了想要的道路，但是在这条道路上，她就是一个非常稚嫩的小白鼠，需要慢慢成长，接受这条路上所有的困难与惊喜，所以一点一点地来吧。

情景三：

现在，我们走过了那片金光的地方，他领着我来到一个黑黑的洞口。我已经脱去了像刺猬皮毛一样的盔甲，露出了人形，我是一个坚毅的少年的形象。

我们走进一个隧道，他说这里他从没来过，我说没关系，你可以跟着我走。我走在了前面，他紧紧地跟着我。我们来到了一个金属一样的大门前，我敲了一下门把，门就打开了。这是一个很大的空间，在黑暗中我看见了一个女人。我知道，这个女人是曾经的我。在来到这里之前，这个女人和她亲密的战友、也是她挚爱的情人一起，为他们共同的信仰出生入死，为他们共同的组织传递情报，但是，她万万没有想到，在危难的关头却被情人出卖，被捕入狱，关在了这里，成了一个疯女人。

我就是那个疯女人，我坐在那个铺满了枯草的砖头床上唱着歌。这个山洞的上面有个开口，有微弱的光透进来。我就看着那片光不停地唱，我也不知道自己在唱什么，可能是因为我疯了。但是也许我没疯，是别人以为我疯了。我只能不停地唱歌，我觉得只有这样才能让我开心，才能让我不至于真的疯了。是的，我感觉我有两种分裂的人格。一方面，我是疯狂的，怀着对这个世界无比的失望与愤怒，我觉得我曾经那样地付出、那样地爱，可是我什么也没有得到，我只得到了背叛，我想要毁灭这个世界。另一方面，我相信真理是永恒的，正义和公平迟早都会出现的。我不停地歌唱、不停地歌唱。我深深地渴求神灵的救赎，渴望恩典的降临。我对人非常非常地失望，我对爱非常非常地失望。我觉得这才是真正的痛，我被拷打审问时的各种酷刑、各种疼痛都抵不过这个痛。我觉得这个世界上已经没有人会爱我，只有神才可能爱我，只有神才会救赎我。我就像疯了一样对着天空唱歌，对着那微弱的光唱歌。我感觉我的声音越来越好听，越来越空灵，在周围回荡。在这天使一般的声音里，我忽然明白：神并没有远离我，我所遭遇的这一切，哪一样不是神给我的恩典呢？如果没有这一切，我怎么能够去相信神的存在？没有这一切，我又怎么能够去祈求神来爱我？没有这一切，我又怎么能去寻找自己内在的爱，发现神其实一直在我的心里呢？所有的这一切，都是为了让我能够最终达到那个爱。这样的安排也是我自己愿意的，没有这样的安排，我又怎能体验到自己跟神的关系？每个人的道路是不一样的，对我而言，只有这样，把自己逼到这个份上，我才想到会有神明在心中，我才能放下自己的骄傲，放下自己所执着的那个东西，然后走向光中。什么是灵魂的暗夜？其实就是要经历这样一个痛苦的阶段，要不你怎么能够放下？你放不下的。一路走，一路执着，一路高歌，然后一路放下。一切都会安排好的，不要害怕。面对自己的内心，接受所有的一切，勇往直前，去履行自己的正法。

那个少年看着那个唱歌的疯女人，感觉那个女人慢慢地平静了下来。光照在她的身上，她笑了，天使降临了。那个少年，也就是我，站在旁边看着这一切，非常感动，多么勇敢的灵魂啊，我为曾经的自己而感动。没有曾经这样的勇敢，又哪来我现在这个充满生命力的少年之身。我觉得我好爱她呀，她是那么纯净、那么柔美，那么祥和，那么有爱。我走过去拥抱了她，感谢她无畏的勇敢和祝福她得到神的恩典。

情景四：

现在，我可以离开了，我变得更高大了，像是一个王子的打扮，他跟在我的后面像个卫兵。我们进了一个类似密室的地方，里面关着好多的罪人、犯人，他们跪在那里，手被反绑着。我看着他们，发现他们都是我呀，都是我自己呀。

我来到一个勇武的战士面前，他曾经嫉妒别人比他的武力高强，他曾经在战场上争强好胜把敌人的头砍了下来，他跪在那里，非常后悔。我告诉他：这不是你的错！你是要去经历这些，不要带着愧疚的心态去看待这些事，在当时当下的那个场景中，不管你是由于什么原因去做了那些事，让我来替你承担！因为我就是你，我是在你之后的你，你所有的这一切我都替你承担。如果你是由于嫉妒去做这件事，那么我就会知道要面对自己的"嫉妒"，去看到它，转化它，它会让我变得宽容、变得强大。如果你是由于无心把别人砍死，那么我就会学习"宽恕"，不光是宽恕别人，也要宽恕自己。所有后面的事情由我来完成吧，你就不要再自责了。我上前帮他松绑，松绑之后他就瞬间消失了。

我来到一个捆在柱子上的人面前，他全身罩满了盔甲。他说，他有很多的欺骗和造作，他没有把真实的自己展现给别人过，关于他的所有的一切都是伪装。我告诉他：其实，你是那么的弱小，你又何必再给不堪重负的自己加上这样的自责呢？你又何必觉得自己不够好再来层层掩饰自己呢？没有关系，所有这一切我来替你承担吧！我来帮你把这些盔甲一一卸下，你看，盔甲里面的你是那样的金光闪闪，这是你真实的样子！不要自责，不要羞于以这样的自己去面对别人，我是多么地爱你呀，我是多么地喜欢你。你知道吗？你能感觉到吗？我要谢谢你，把最纯净的那部分保留下来了，让我至今一直继承着你这些纯净的部分，我要好好地感谢你！随着我摘下他的盔甲，他身上的绳子也自然脱落了，他像是个天使一样，挥动着翅膀飞走了。

随后，我又来到了一个女人面前，一个浓妆艳抹、妖里妖气的女人面前。她惩罚自己，觉得自己圆滑而谄媚，为了得到自己想要的东西，曾经做了很多违心的事。她觉得很抱歉，一直跟我说对不起。我告诉她：没有关系啊，你的人格特性也给了我帮助呀，知道吗？在这个地球上生存，为了减少阻力有时候是需要做这些的，没什么，这只是人格的一部分。所以，你不要因为自己曾经做过这些，就觉得自己采取这样的方式不对，只要你的初衷是对的，就算那样又有什么关系呢？反而是你的自我批判让这些成了障碍。只要你的内心是纯净的，那些做法只是为了在地球上获得更好的生存方式罢了。说完这些，我看见那个女人变了模样，变成了很健康、很有活力的形象。我给她跪下了，感谢她把一些王者的气概、母性的包容留给了我。她紧紧地抱着我的头说："一切都交给你了，我现在放心地走了。"说完，她变成仙女飞走了。得到了她的力量和祝福，我现在变得更高大了。

我看到还有很多的形象跪在我的面前，现在我把他们都拥抱在我的怀里，放到我的内心，用我的爱慢慢去感动他们、感化他们。最后，他们都变成光飞走了。这时，我的周围变成了一片开阔、清凉的一个盆地。忽然，一股非常巨大的能量，一波一波地向外扩散着、扩散着，非常柔和，却又强而有力。我准备到波的中间去了，我的卫兵过不去，因为他没办法过去。

我把他留在那里，并对他表示感谢，感谢他一直陪伴着我。他就在能量波的外面看着我走进这个能量波——他好像也代表着另一个我。这时候，一股巨大的力量突然扩散，他被击碎了，被吸入了这股能量，他已经不见了，融入到这个波里了。我也变成了那个波的一部分，在波的中间。我感觉我的头顶上方矗立着一个高高的智者，他对我说：你所经历的这一切都是为了等待这一刻，知道吗？恭喜你。不要怕这中间所经历的这一切，你要知道你最终是为了什么！我很感动，说不清因为什么。我在心里暗暗地发誓，我将以此生来服务于真理、服务于众生！此时，我感觉我和那位智者或者叫神灵之间有一种微妙的感觉，我好像知道他的感觉，他也知道我的感觉，但我又不是他，他也不是我，我好像是他的一部分，他好像也是我的一部分……

这一刻是多么的喜悦，唯有歌声才能表达此时此刻的心情。"啊——啊——啊——"（完全出乎我的意料，个案开始纵情放歌。刚开始唱的是梵文，虽然嗓音有些沙哑，但是歌词娴熟，吐音自然。唱了好久的梵文之后，开始用汉语歌唱。嗓音越唱越干净，旋律越来越空灵，我从来没有听过这么美妙的歌声，完全沉浸在那个舒缓悠扬、纯净真诚的歌声。最后高潮部分反复回旋咏叹、余音绕梁。）"你可记得，你可记得，曾经的岁月和时光我们在一起……"（我一直以为，这首歌是个案平时就会唱的一首歌，等到催眠结束之后的交流才发现，她完全不知道当时为什么会唱出这样的一首歌，梵文的部分也不知道唱了什么，她很惊奇自己能用梵文唱出这么美的歌。）

各种花瓣从天而降，撒在我的身边，终于回到了这个家，我才知道原来我一直都没有离开过，一直都没有，从来未曾离开。分离只是一场梦，可是它又是一个真实的梦。没有这场梦，我又如何能体验这样的欢喜和欢愉；没有这场梦，我又如何能明白所有的分离之后是永恒的同在？有一个声音问我：如果还要做这样的梦，你愿意吗？我觉得，我愿意，因为这一切很美，这一切都值得，这一切让我明白从来不曾分离过。如果没有这样兜兜转转、生生死死地走一趟，我怎么会珍惜眼前这泪与痛的人生，怎么会明白根本没有背叛与谎言，怎么会从这幻相中看到真相？从来不曾离开过，又何谈要到达？

现在，我变成了一个柔美而坚毅的女人形象，我跪在那里，感受着周围的宁静与安祥……

三 与潜意识对话

催：能告诉我们合一是什么感觉吗？

潜：就是这种很自然的状态，外在的境遇与任何时刻可能没有什么区别，只是在那个时刻你感受到了从来不曾分离过，你安然宁静、平和喜悦。我们经历的每一个安心祥和的时刻，其实就是跟神在一起的时刻，只是你不知道。你们总是说"活在当下"，当你们在当下时刻能够抛下所有想要的、不想要的，抛下所有这一切，带着你巨大的信任去经历这一切，这个时候就是与神合一。永远都不要忘记，你所有经历的一切都是在与神合一之下经历的，带着这样的信任去经历。

催：我们所面临的痛苦、背叛、挣扎，这些都是在合一之下的幻象？

潜：所有你们认为的痛苦、背叛、挣扎，这些都是一场梦，但是对你们来说是真实的梦，是有意义的。没有这些，你们怎么去体验到平静的感觉是怎样的，喜悦的感觉是怎样的？一旦你们体验到了真正的、深刻的喜悦的感觉，所谓的这些痛苦与不幸就已经消失了，没有了。当你们意识到爱的时候，就没有恨了。

催：在尤茜的生活中，做什么不做什么她都觉得是因为钱，很多选择都直接跟钱挂钩，为什么会这样？

潜：当她不愿意去面对自己内心的时候，她就要把这个能量投射到外面去。最安全的就是投射给一个东西，她可以让钱来帮她承担这个责任。其实，钱也是一股能量，钱也是会反抗的，但现在她还感受不到。所以，对于尤茜来说，就像我刚才告诉她的，要勇敢地去面对一切，她要像刚才看到的那个少年一样，承担起所有的责任。因为，她今生要去超越，所以她就要把所有的责任都揽下来，勇敢去面对。所以，不要让任何人"躺枪"了，不要让任何事物替她承担责任了。她发现了，看到了，完完全全地接纳了，她内心那股小女人的矫情，就不会再影响她了，不会再来了。

催：接纳自己的嫉妒，接纳自己的虚假，接纳自己用一些手段来达到自己的目的？

潜：对，那种小女人的矫情劲，卖虚弱，求关注，故意地显出自己虚弱的一面让别人关注到她，所有这一切，她要勇敢地承认，去看到。

催：她跟妈妈的关系一直比较纠结，她一直很痛苦，为什么会有这样的妈妈。她妈妈在她成长的道路上扮演了什么样的角色？

潜：她一直在想，她跟妈妈到底是什么样的关系。现在，我只能告诉她，妈妈是来帮助她的，是来帮助她知道什么是爱的。她妈妈这个女人把"人性的爱"体现得淋漓尽致，那样地付出，那样地执着。不管尤茜怎么折腾，怎么对待她，她都还是那样对待尤茜，因为她觉得那就是爱。这就是之前说的，她妈妈全情地投入在这段关系中，完全地沉醉进去、全情地沉醉进去了。尤茜，我就想问你，你能做到像你妈妈那样吗？你根本做不到！虽然那不是你要走的路，但是，你要看到这个女人身上的这一点是你永远都没有办法超越的，她全然不顾自己，不顾你怎么对她，不顾她有多么受伤，她还是要全然执着、温情不变地对你。她身上体现的这股坚毅，全然地不顾自己，你能做到吗？这是在生活中给你设的一个典范，就单单这一点，这个女人就值得你今生永远地敬佩她。她有她自己的路，她就是用这样的路最终到达那个金色的光，你以为她的灵性不高吗？你以为她离神比你远吗？她完全舍弃自己，全然地投入到你们母女的这段感情中，你知道吗？你不需要感动，你需要的是敬佩，你需要的是敬佩她。这是给你的一个典范呀！（潜意识的语气慷慨激昂，坚定有力。）

当然，你做不到你就承认自己做不到，因为那不是你要走的路，你就去走自己的路。但是你要看到这样的人身上神性的光辉，当你还看不到这点的时候，你就知道你离神有多远！你觉得你有了上师，你就离神近了吗？远远不是，当你不能在周围的人身上看到神的光辉时，你说你离神有多近？当你不能在自己身上看到神性光辉的时候，你何谈自己离神很近，何谈神进驻在你的心中？

（潜意识的语气柔和了下来。）其实，你妈妈身上的那股力量，也传承给了你呀，你怎么就没有看到这点呢，你身上的坚毅、坚韧，甚至一些隐忍，难道不是来自你妈妈吗？

催：我相信通过您的这番教诲，尤茜会重新审视她跟妈妈的关系，她跟姐姐的关系也不够融洽，一直心有芥蒂，她觉得姐姐从小就不喜欢她、不待见她，怎么看待她与姐姐的关系？

潜：她觉得姐姐从小不喜欢她、不待见她，尤茜又何曾爱过她姐姐，又何曾喜欢过这个姐姐呢？今天她才明白，姐姐不喜欢她是因为她从小从父母那里得到的爱太多了，妈妈太偏爱了她，姐姐的心里也有太多的不平衡。她今天理解了姐姐的一些行为做法后，相信她会先做出改变、先做出让步。她所认为的那些表面的功夫要在她姐姐那多做一些，因为，这会让她姐姐觉得自己是重要的，是受关注的。其实，她姐姐在长大结婚之后一直在努力做一个好姐姐，虽然很多事情姐姐做不到，但是她一直在努力。这一点尤茜根本没看到。但是，尤茜，你为什么不努力一下更多地去关心姐姐呢？你不需要再跟她争了，你从小到大得到的父母的关爱比姐姐多多了。所以，现在是时候要你去对姐姐付出了，没必要跟姐姐计较那个得失了。你只要做出一点点的让步，你姐姐就会给予你更多！发自内心地去爱她、呵护她，把她当作你的妹妹那样去爱她，去照顾她。她也是来帮助你，让你学会怎样去爱一个人的。尤茜不要去设定她们之间将要变成什么样，只要在交往的过程中去爱、去付出就可以了，不要计较那么多。开始努力地去做好一个妹妹的角色，允许她来关心自己；开始努力地去照顾姐姐、爱护姐姐，把姐姐当作妹妹那样去爱，她有这个能力，只是她以前不敢去这样做。

催：她经常忽然觉得没有任何的力量去做事情，生活瞬间进入瘫痪状态，什么都不想做，为什么会这样？

潜：她被曾经的失败挫伤到体无完肤，她又不想完完全全地去面对那个伤痛，所以，她就时不时地进入到这种禁锢的状态。当她生活中出现一点点的变动，或者她不想面对什么事情的时候，就会出现这样的状态，她害怕接下来可能的失败。所以今天我老去鼓励她，你要一路高歌勇往直前，去面对这一切，包括面对你的懈怠。

催：曾经哪方面的打击给她带来了最大的伤痛，一直对她的现在还有影响？

潜：她觉得在她初恋的身上，她投入太多了，最终却是一身的伤害；在之后的恋情上，她也觉得自己投入的太多了，只换来一身的疲惫。但是我想告诉她：她以为她投入，其实她根本没有。为什么我说她妈妈是英雄，她能像她妈妈那样去投入的时候，是感觉不到伤害的。她是那个半醉半醒的女人，所以她感觉到受伤。我想告诉你的是，因为当时那条路不适合你，你没有全情投入，那就是不适合你的道路。你以为你受伤了，那是真实的，但不是真相；这个梦对你来说是真实的，但是你要知道这不是真相，这只是你在这条路上遇到的风景而已。这些伤痛对你的帮助是什么？是能让你一直去寻找心里渴求的那个东西。你要去寻找那个博大无私的爱，你想要得到那样的爱。所有的这些伤痛只是让你换一条路，去激发你找真正要的，仅此而已。如果你在之前被这些打败了，那你在新的道路上是走不下去的。什么越挫越勇，根本就没有挫折嘛。你不需要越挫越勇，你本身就有这个勇气，只是之前方向不对而已。虽然说方向不对，但那也是必经的道路，你只有经过了它，才能把你引向现在的道路。要不，你怎么放下？你是放不下的。（"不得到不适合你的，怎么能够确定，哪些是你想要的？""确定了不对的，才有可能确定对的。"像这些大概的内容，在之前的催眠中，个案也反复被潜意识训导。）你身上自然携带了像你妈妈一样的坚毅和勇气，你妈妈能在母女关系的道路上，那样地全然不顾，一路坚定下去。你只要把身上的这份力量发挥一丝一毫，你就会在新的道路上走出新的高度。

她以为自己在感情上投入了很多，其实她没有。她要是能像她妈妈那样去投入，她在那条道路上也会前进得更远，但是她没有，她做不到。因为她的道路不在那儿。

催：如果她并没有投入什么，她为什么一直觉得自己付出了太多，一无所获，却满身伤害？很多人在很多事情上都会有这样的感觉。

潜：首先要看你付出是为了什么，不管你为什么，只要你是为了什么才去投入的时候，你都是出于这个目标才去投入。而当你的这部分需求没有得到满足时，你就会觉得很受伤。包括尤茜现在选择的道路，一样的，她以为她投入了，实际上她也是有需求的。她要学习像她妈妈一样，不管不顾了，我就是要这样，一头扎进去。这个过程中，也许她还会陷在假象中，还会觉得受伤，不管你走哪条路都是一样的模式和演绎。但是今天我想要她明白，这个路上的这些伤痛，你觉得是真实的，但当你到达了一定高度，你会明白它并不是真实的，而是有意义的。所以，勇敢地走下去，不要被打败。

催：如何才能不顾得失，不问前程，全情投入？

潜：首先，在你们这个层面上，全情投入去做一件事情并不是那么容易。你们一定要有一个目标的牵引才会去行动，所以，你会设定一个目标而后去投入。只有你把心里真正渴求的东西当作外化的目标时你才可能在这条道路上不停地投入进去，坚定而持久。就像尤茜看到的那样，她要进到那个能量波里，她要把一路陪伴她的那个卫兵放下她才能走进去。而只有她真正地放下，勇敢地走进去，在那个时候恩典才能降临。但是在前面，她就需要那个卫兵的引导与陪伴。

就像她妈妈在全情投入的时候，她自己也觉得是为了女儿好，也是有这个目标。到了一定的时候，她觉得不管怎样我一定要照顾你，她能为女儿做任何事情。当她理智的时候她有目标，当她全情投入的时候目标已经不重要了，她就是要那么做。所以，尤茜不要以为她妈妈的灵性低，其实她妈妈现在远远在她之上。她妈妈非常伟大，她已经把自己放弃了，她妈妈唯一的想法是把自己对女儿的爱继续下去，扩大下去，那是她妈妈要走的路。尤茜也不用觉得愧疚，相互成就吧。她要知道她妈妈这个灵魂成长的道路就是这样的，她要看到这个女人身上这点闪光的地方。所以她们今生就是相互成就、相互促进。

催：她为什么会一直打嗝？已经很长时间了。

潜：对这个世界、整个人类的怨恨。就像那个疯女人一样，不相信全人类。（尤茜开始不断地打嗝，比平时声音更大，频率更高。感觉潜意识开始集中清理尤茜积压的情绪。）

催：我认识的其他人也有经常打嗝的现象，都是因为愤怒吗？

潜：主要是怨恨，还会有委屈。很多人是因为不倾听自己的身体，尤茜也是完全忽略自己的身体给的信号。她要爱惜自己的身体，更多地去连接自己的身体，这样身体才能更好地服务于她。

催：当她知道这个问题的原因后，请疗愈她的身体！

潜：今天帮助她在能量体和物质体的层面都疗愈一下。……你的细胞全部修复需要四五天的时间，吃馒头、喝粥，吃一些可以和胃的东西，比如乳状的粥、面条、馒头、青菜等，不要吃刺激性的东西。细胞层面得到更新后，整个器官会非常健康。在这之后，当你有类似的情绪时，你可能还会打嗝，那是提醒你的信号，以后会让你向下排气。你要知道，胃在打嗝，更多的是提醒你去关注你自己的身体。可能很小的时候，你没有很好地照顾自己的身体，吃不下还要吃、饿了却不吃。要重新重视身体带来的信息。有情绪很正常，到一定的时候，所有的一切都会融入这份爱中。

（语气忽然无限的温柔，满含着鼓励与期待。）你在内心发愿，做一个有爱的人，尝试着做出你最大的努力去爱吧。你要了解你自己，先照顾好自己，在不委屈自己的情况下再对别人好。你的路跟妈妈不同，不要批判自己。你的自我到了一定时候也会进入到那个光中，所以你不要害怕，只是你自己要知道，尽自己最大的努力去爱，这就够了。我们今天对你身体的疗愈，也是为了让你明白什么是爱。你知道吗？我们给你的永远会比你要的再多一点，你需要知道这一点。

催：也就是说，先让自己感受到爱，活在爱之中，再把这些爱传递出去、散发出去？

潜：是的，那是自然的，自然就散发出去了。

催：我们不鼓励、不勉强那些缺乏爱的人去爱别人？

潜：也不能这样说。每个人走的路还是不一样，像尤茜妈妈选择的那条路，让自己贫瘠地不行了，最后完全地放弃自己，只为别人。

催：也可以达到无我的状态？

潜：是的，每个人不一样，这条路对很多灵魂来说是做不到的。对很多灵魂来说，在亲子关系中、在男女之间比较容易做到。在尤茜看来，男女之间是不可能做到的。但是，我想告诉她，有人就是可以。所以，你们也不要一直说先爱自己，再爱别人。——你也可以这么说，因为你怎么知道别人爱自己的方式是什么样的呢？说不定他们就是以爱别人的方式来爱自己呢。至于他们能不能达到，那是另外一说。也许有的灵魂觉得达不到换一条道路，或者有些灵魂不管能不能达到永远这样走下去。所以，不要以偏概全，单单一句"先爱自己，再爱别人"的话，每个人理解起来、做起来都是不一样的。

……她要相信，细胞组织正在重生！

催：你觉得她会相信吗？

潜：会的，让她跟自己、跟自己的每一部分，一一和解。

催：还有什么信息要带给尤茜？

潜：我想要告诉她，其实，在我们看来，她已经做得很好了。当然，做得很好不代表不能再努力了。所以，要超越，我们鼓励她超越。所有的这些力量她都有，她有这个能力，她已经感受到自己内在的光芒。我想要告诉她，要依照自己的本心去做，不要赋予太多意义，每个阶段都不一样，要顺其自然。

催：感谢潜意识的教诲，非常感谢。

催眠师说

有对立才会有统一，有黑白才会有太极。

所有的看起来完全不同的道路，最后都会通向一片金光。

魔与佛，执着和解脱，哪有什么区别？

你和我，背叛与救赎，哪有什么不同？

真实的幻象之上，才是隐约的真相。

两次文曲星之旅

引子

关于文曲星，民间传说，此星主管文运和功名，历史上许多杰出的文人都是文曲星下凡。查科普资料得知，文曲星是北斗七星之一，学名天权星，距离地球 81 光年。但是文曲星到底是个什么样子，我不得而知。直到一个偶然的机会，我带着个案进入到催眠状态，个案带着我来到了文曲星，并在那里游历了一番，我才对文曲星有了一个全新的印象，那是一个与民间传说和科普资料完全不同的世界。

对于这样的一次星际旅行，你有兴趣吗？这样吧，让个案的诉说带着我的想象，让我的文字带着你的好奇心，我们一起去看看吧！

一 与个案面对面

延庆，"90"后，大三的学生。老家在东北，求学在西南。家与学校的城市没有直达的火车，需要在北京转车，暑假他来北京游玩加转车回家，我有机会见到了他。他将近一米八的个头，阳光帅气，懂事自立。可是，最近两年得了一种奇怪的皮肤病，中医西医看了不少，没有什么效果。我的一位朋友就把他推荐到我这里。在我朋友看来，我所做的辟谷和催眠，都是剑走偏锋的奇招，奇怪的问题，当然要用奇特的办法来解决，所以就推荐延庆来找我。

延庆先是上了我们的辟谷课，辟谷一周之后我们在工作室又见面了。一个幽默风趣的大男孩，跟谁都会很快熟悉起来。通过辟谷课间的交流，等到催眠再见面的时候，感觉我们已经是老朋友了。

延庆是家里的独生子，也是全村唯一的一个大学生。我很难相信，"90"后的他，周围的小伙伴们基本都读不到初中毕业就辍学了，或者读到初中毕业也拿不到毕业证，因为学校的教学质量太差了，差到孩子们即使读到初三，参加初中毕业的会考，也总会有几门不及格。在这样的教育条件下，在家庭经济并不好的前提下，父母尽全力供他读书。在他初一的时候，父母就把他送到几百里之外县城的"贵族"学校读书，一个月只能回家一次，平时住在学校，生活完全自理。延庆不负众望，在不吃不喝也一定要供孩子读书的父母的支持下，他终于"鲤鱼跳龙门"，闯出了大山深处孩子的一条读书路。

这些年，他一个人在外面读书，总是"报喜不报忧"。家里父母双亲浑身是病，还要赚钱供他读书，他也总是牵挂家里，担心父母的身体。我不知道在他阳光的外表、乐呵呵的性格背后，是否有一处别人未曾到达的地方，那里是否会有一个黑暗的角落，他是否会在那里偷偷地哭泣。

我见到他的时候，他的皮肤病发展得很快，几天都能看出来有很大的扩展。而且有些发病点是长在脸上，对于一个20来岁的男孩来说，心理压力自然很大。他很好奇催眠的过程中会发生什么，除了希望能治好他的皮肤病，没有什么其他预期，就这样，我们开始进入催眠状态。

二　第一次到文曲星

在催眠状态下，延庆很快看到了一片大草原上，在草原上奔跑玩耍了一会儿离开了草原……

我走到了一个很怪的地方，右边是无边沙漠，左边是高楼大厦，我不知道该往哪边走了。我随意地选择了高楼大厦那边，那里的建筑都是高高的，我仿佛到了未来，全都是高科技，很多东西我都没有见过，以前想都想不出来的、科幻大片的感觉。我看到天空中有很多飞行的东西，像战斗机一样，但我知道它们不是飞机。它们飞得很低，没有翅膀，又像四驱的车子，但是没有轮子。那样子很难描述，说像什么又不像那个东西。

我进到了一座大楼里面了，我是被一道光吸进来的。很奇怪，我被一束绿光罩住一下子就吸进来了，那光就像从神话传说中某种法器发出来的光一样。这个大楼里面的东西就像美国大片里演的一样，全是自动化的东西。我被吸到了一间屋子里，突然，又被吸到了另一间屋子里去。在这个屋子里，我看到了一个人，他背对着我。这个人穿的衣服圆圆的，像个盔甲一样，或者说像太空服一样。但是他的脑袋是露出来的，我能看到他的头发。

他问我从哪里来的。我说我来自地球。他停了半天说，没有听说过地球。

他问我是怎么来的。我告诉他说，我在草原上走着走着，就走到了一个一边是沙漠一边是你们这里的地方就来了。他说沙漠是另一个天体，大草原也是另一个星球。

我也想知道我是怎么来的。于是，他让我进到一个仪器里面，周围都是光环绕着我，我的全身跟过电一样。他看了一下，说我是一个不明生物，跟他们不是一类的东西，仿佛我会时光穿梭，他说我是瞬间移动就到他们的星球了。

我想知道我在他们星球上待着安全不安全。他说他也不知道，因为我和他们不是一类。他说他们星球特别地和平，每个人都过着安详的生活。我问他们会不会伤害到我，他说他不清楚，让我最好是离开。我说我也特别向往这样的生活，可以允许我多留一段时间吗？他允许了，但是时间不能太长，因为他真的不明白我是个什么东西。

他没有说话，又转身过去了。他面对着一个很大的玻璃，玻璃上能看到整个城市。他仿佛就是这个星球的霸主，很自豪地看着这个窗外。他没和我说话，一直看着窗外。

我也不知道为什么，我开始感觉坐立不安了。我必须要四处走动一下。

我在这个房间的对面，看到一个和他长得一样的人。我跟他打招呼，他说他已经认识我了。我问他，你怎么认识我的。他告诉我，他跟这里所有的人大脑都是相通的，一个人看到了，其他人就都知道了。

我告诉他我刚从地球来到这里，本来是想来解决一些问题的，没有想到就来到了这里。他也和我说不知道地球是什么。

我说，神是无所不知的，你们这里也相信有神，或者叫"造物主"吗？他说，他没听过"造物主"这三个字。我说，那你们管万物的起点、源头叫什么？他们说就叫一个字："炎"，炎热的炎。

我很好奇，想知道"炎"是个什么样子的，是不是和我们地球上说的这个"源头"是同一个概念。他开始描述一个空间，就是他们这个星球貌似是最大最大的，其他一些小颗粒特别多，延伸到特别远，就像小星球一样围绕着它，他们就像一个中心，已经大得无法形容了。他们用图像直观地展示给我看，我看见了一个太阳和他们星球的对比图，太阳显得是极其渺小，他们很庞大。我很好奇，他们的光是从哪来的呢？因为我在里面一直感觉都是亮的。

我告诉他，我住的那个星球在太阳的附近，名字叫地球。在宇宙里面，地球还有一个名字叫"玉冉厦"。他说他知道这个名字。我问他，他们的星球叫什么名字，他没有告诉我。

我问他，这个星球离我们的星球有多远。他说不是很远。

我问他，你们的星球也是在银河系里面吗，他说他不知道什么是银河系。（催眠师一脸不解：都知道地球叫"玉冉厦"，还不知道银河系？这个"玉冉厦"在宇宙里该有多出名啊！可是，我还是第一次听说地球还有一个大名叫"玉冉厦"呢！）

我问他，我们是在同一个宇宙里面吗，他说是。

我说，我本来是想把自己的身体调理得好点，不知道怎么就来到了这里。我问他能不能帮我看看身体的情况，他说他们星球上的人没有身体不好这回事。我求他帮忙想办法试试。

他答应了。他让我进到一个仪器里，也是像刚才一样，光都围着我，我浑身像过电一样，好热好热啊！（延庆呼吸加快，有点热得烦躁了。）哎呀！这个光好热啊，越来越热。我像燃烧起来了一样，好热啊！……现在检查已经结束了，他问我感觉怎么样，我说太热了，就像一团火一样。我问他我的身体情况如何，他说他不知道。他只是让我进到仪器里面给我做了净化。这不是在做检查，只是直接做净化处理。（催眠师感觉有点小失落，他们跟地球人的思维真的是不一样。我们总是会先做检查，发现问题解决问题的，再看怎么处理。我感觉延庆和他们沟通很困难，每次都是问话之后很长时间才有回答。我不知道下面会发生什么。也不知道这样的净化处理有多大的效果。）

我还是跟他说我身上好热啊！为什么做完了还这么热？……过了一会儿，他转过身来，问我还热吗，我说还热。他说，围着我的那道光形成了一个小球到我的身体里去了，照得我的身体好亮啊，同时，也散发着热量，我的整个人好像……好像不再是我原来的样子了——我不再像一个普通的人了，我的身体里充满了能量，我已经不是肉体和骨骼组成的了，我变成了又像液体又像气体的东西，由浅蓝色还偏点白色组成，比较透明。这种状态实在太难以形容了。

我很惊讶，不知道发生了什么。我问他我怎么了。他说，刚才的光慢慢地在我的体内散发，慢慢地把我的身体和骨骼变成了像能量一样的东西，浸透了我的整个身体，所以，我会感觉特别热。

我心里特别感谢他，我感觉到这对我的身体是有好处的。我邀请他来地球访问，看看我生活的地方。他说他不想，我们的地球太小了，容纳不下他。……哇！我瞬间感觉我变得特别大了，变得和那个人一样大了，没有其他的地方可以容纳下我。我理解那个人说的话了。我大到其他的星球都容纳不下我了。我仿佛看见其他的星球还没有我大呢，别的星球在我的眼里就像一颗葡萄籽一样大小。

我问他们的星球是在第几次元，我们的地球是在三次元的地方。他给我看了一下屏幕，上面好多"0"啊！哦，太多了，满屏幕都是"0"，就像《黑客帝国》里面的那种屏幕下滑数字的感觉，类似于计算机二进制代码一样。全是"0"，我看不到其他的数字。我不懂什么意思，他也没有解释。

我说我要回去啦。他说，你这么大，地球怎么可能容得下你呢？

我说我们地球上有70多亿像我一样的人，我只是其中的一个。他说，70多亿，好不可思议。他们那里就那么几个人。

他没有让我走的意思。他走来把手放在我的脑袋上。嗯？他复制了一个我，复制出来的那个我就放在了我旁边，他是之前的那个我的样子，是由肌肉和骨骼组成的。现在的我已经变样了，已经变成不是肌肉和骨骼组成的了。现在有两个我。（催眠师有些晕了，问："现在跟我对话的是哪个你呢？"个案回答说："不是肌肉和骨骼组成的我！"被复制出来的原来的我待在一边，没有说话。）

（我问他，复制出来一个我是干什么用的，为什么要复制一个我？……等了好久，他没有说话。）

过了很久，他转过身来，他问我难道不想跟复制出来的那个人聊聊吗？我有些好奇，难道可以吗？可以就聊聊呗。他向我点了点头。

我看着他，就是原来的我，很奇怪的感觉。我跟他握手，但是我感觉不到他的存在。我跟他说话，他没有回应，好像情绪特别低落。（几年之后，我在整理这一段文字的时候，感觉也有些伤心。是不是我们每个人都有另外的一个从未谋面的自己，一直在自己的身体里？以不存在实体的状态情绪低落地存在着？）

我请求那个人帮我让复制的那个我高兴起来，我不想看见原来的自己情绪这么不好。那个人说，我现在有这个能力，不用请他帮忙。

我正不知道怎么办呢，好像从他的身体里又复制出来了一个人。还是我自己，但是比刚才那个我情绪更低落一些，身体已经蜷缩了，但是刚才那个人心情好了一些。我想安抚一下第三个自己，正在这时又出来了一个，这已经是第四个我了，黑黑的，像一滩黑水一样，不一会儿就化了。第四个我化了之后，第三个我也好了。那个外星人说，就是这个东西使你的心情低落。

我问，我的身体生病也是这些东西导致的吗？他说有这个可能。

我问他，我的身体还有些热，要到什么时候才能好？他说他不知道。

我问他叫什么名字，下次到这里来还可以和他联系。他说，我随便找一个人就可以了，他们都是相通的，仿佛都是复制出来的一样。

我问他这个星球到底叫什么名字，请他告诉我，下次来的时候好方便找到这个星球。他没有说话。正在这时，我仿佛看到有一扇门，貌似就是给我打开的。我顺着这个门出去了，来到了宇宙中，我回头看到了他们的星球，就在他们星球的上面有三个很大的字……文曲星？（无比惊讶）这是星球的名字吗？我顺着门出来之后，就看不到那些人了，我只能看见他们星球上的这几个字。

我不知道我还能不能回去，我凭着感觉往门的方向移动……我找不到门了，仿佛原来的星球被什么东西包起来了一样。我试着在寻找，却找不到了。……咦？我发现我透进去了，好像我不存在一样。没有门，但我进来了。

我又来到了那个星球上，刚才的那个人还在，他面对着窗户。我和他打个招呼，告诉他我看见这个星球的名字了，知道用地球的语言是怎么说的了。

我说，我要走了，以后有时间还会再来拜访他们的星球。他问我要去哪里。我说，我要回我的地球去了。他说，我现在还不能走。天呐，为什么不能走，哪有不能走的道理。他问我为什么来到这里，不是说身体生病了吗。"你为什么现在就走？你现在不能走……"

这时候，房间里进来了一个人，又进来了一个……前前后后一共走进来了7个人。他们坐成了一圈，把我围在中间，我就坐在中间。每个人过来都把手放在我的脑袋上，好像要从我的头顶上拽出来一个什么东西。……从我的头顶上顺着身体拽出来的，不知道是什么东西，黑黑的。每个人都是这样做了一遍。我的身体慢慢地不那么热了。我又变回了原来的样子，变成了肉体和骨骼组成的身体了。

我问他们，我现在可以离开了吗？他们说暂时还不行。我看见我刚才的那两个复制品过来了，他们进到我的身体里面来了。等他们都进来了之后，他们就说可以走了。他们说他们不知道我是怎么来的，所以，也不知道我该怎么回去。

我说没有关系，我可以试着找到回去的路。我非常感谢他们的帮助。然后就看着那7个人走了。

房间里就剩下原来的那一个人和我了。我说非常感谢他们的帮助，找个时间我会再来拜访的。……他又不说话了，转过身去看着窗外。

我再一次跟他告别，他貌似有一点沮丧。他说，已经和我成了朋友，有依依惜别的感觉。我说没有关系，我会再回来看他的。他笑了。我上前和他拥抱了一下，哦！他的身上好凉啊！

我真的要走了，我看见他在向我招手。然后我离开了这个星球。

三　与潜意识对话

催：能告诉我刚才看到的是什么情况吗？

潜：是延庆的乙太体到了另外的一个星球上了。

催：他访问的是哪个星球呢？

潜：文曲星啊。

催：文曲星上的人帮他治疗了身体，真的有用吗？

潜：会吧。

催：这个皮肤病是由什么原因引起的呢？

潜：主要是他家族的问题。

催：能有办法帮他解决这个问题吗？

潜：刚才的办法不就挺好的吗？

催：还需要他自己做些什么吗？

潜：晚上少熬夜。

催：（辟谷课之后，催眠之前，帮他做了一次灵气疗愈。）他在接受灵气疗愈的时候，浑身不舒服，这是为什么呢？

潜：说明灵气对他的身体有作用，但是他很抗拒。

催：那还要继续给他做吗？

潜：做啊，挺好的。但是，如果他的反应一直这么强烈，继续抗拒，就不要给他做了。

催：如果一直抗拒就不要做了？

潜：说明他体内的负面的能量一直很强大。不过现在可能没有那么多了。刚才不是有外星人帮他从身体里拿出去很多负面能量了嘛。

催：您现在能帮延庆继续清理一下身体吗？

潜：我呀？试试看吧。……（好长时间的沉默，感觉潜意识去后台忙去了。延庆不断地长长地呼气。）……好了！（最后这两个字特别轻松、愉快。）

催：他还需要再去医院看吗？

潜：没啥用。在表现出来的地方可能会有点效果，但是深层次的问题可能没有效果。

催：延庆自己还需要做些什么吗？

潜：早睡早起，锻炼身体。注意饮食，别什么都吃。

催：有什么不适合他吃的吗？

潜：不是这个意思。他平时吃东西就一个原则，"不干不净，吃了没病。"（催眠师捂嘴偷笑，我小的时候也经常听到这样的话。）这不行！少在外面吃饭，少吃火锅，不干净。

催：还有其他的吗？

潜：他自己看着办吧。经常辟辟谷，排排毒，辟谷对他来说不错。

催：您能帮他加强一下辟谷的信息吗？

潜：他已经不错了，不需要加强了。（延庆这一次辟谷，一共清水辟谷了 35 天。）

催：在结束今天的催眠之前，您还有什么要说的吗？

潜：他之前脾气挺好的，最近火气比较大。让他放开点，顺应万变。他的心事太多，但不擅长表达，总是掖着藏着的。他总是特别担心他的父母，有什么不好的事情也不跟别人说。他从不跟别人说他的困难，对他的父母是有好处，但是对他自己的身体不好。

催：嗯，是个问题，怎么办呢？

潜：可以找一棵大树，对着大树说出来就好了。啥都憋在心里面，憋得太久了，都憋出问题来了。

催：还有吗？

潜：让他父母也少操点心，他都长大了。没啥了，一切还是要看他自己。

催：好的，非常感谢您的到来。

四　两次催眠之间

做完这次催眠之后，延庆感觉神清气爽，身体里里外外都像被清理了一番，浑身轻松。而且，对这次催眠过程中去文曲星的经历也大呼过瘾，很想再次去拜访一下在文曲星上的那个"君临天下"的老朋友。我不知道如果再一次催眠能不能去到文曲星，随意让潜意识安排，还是有什么方法可以直接到达，我的心里也没有百分之百的把握。但是我也隐隐地感到，他的下一次催眠也会精彩纷呈。出于这样的好奇心，我们俩一拍即合，约好隔两天再进行第二次催眠。

让我们俩都没有想到的是，延庆第二次催眠也顺利地来到了文曲星，而且是他的老朋友专门派人和飞行器来接的他……

五　第二次到文曲星

我顺着一片银白色的沙滩，来到了一座小岛上，这是一座美丽的小岛，像画一般美好。我仿佛突然就来到了这座岛上，岛上有瀑布，还有丛林，我就能看到这些。这里仿佛是一座与外界隔绝的小岛，岛的外边看不到任何东西，就像从一扇门突然进来了，门外就什么都看不到了一样。

我站了一会儿，决定在这个岛上四处走一走。我来到了丛林里，这里的地面踩上去硬硬的，地上也没有草。不过，这里有高高的大树，也有灌木类的矮树，像热带雨林有层次的生态，但是看不到任何动物。

我穿出了丛林，来到了瀑布的下边。瀑布很高，流水的声音很大，再往上看，有两只黄色的小鸟在天上嬉戏。我继续向前走，来到一个悬崖边，悬崖很高很高，下面是大海。我站在悬崖边上，仿佛看到顺着悬崖边有一条通往海边的蜿蜒的小路。

我沿着小路一直走下去，来到了海边。我看到了一只空空的小木船，上面没有人，这只小船在海边被浪推打着一晃一晃的。我想上去玩一会儿，在大海上漂一漂，看看能到一个什么样的地方。我坐在木船上，没有去动船桨，这个船自己就动了起来，带我离开了这个小岛。

刚开始，我在大海上什么都看不到。我继续往前漂，一直漂到远方能够看到一点建筑了。再往近处走，我看清了几根柱子，像是一个废弃的古老的城市。我现在还在船上，一点一点地向着那个方向漂去。

我把船靠近了这座废弃的城市，我还是上岸了。我在这里随便走走，看到这里有非常古老的西方建筑，还能看到完整的建筑物，是石头建的，但是现在已经是人去城空了。我看到了一座阶梯，阶梯的两边有一对铜制的雕像完好无损，像是海盗拿了一柄战斗用的叉子站在那里。这里感觉并没有被破坏掉，只是有点灰尘。就在这个阶梯上，我突然看到了一个女人。（延庆用无限惊讶的口气告诉我，看到这个人他很意外。）她手里捧着一本书，走了出来。这个人皮肤皱皱的，还特别黑。她披着长长的头发，没有穿衣服，就像原始人一样，捧着一本书慢慢地走了出来。

她在低着头，看着手里的书，而书是合着的，她就这样以奇怪的姿势走了出来。我过去跟她打个招呼，问了你好。她仿佛知道我在这儿，但没有回应我，我感觉她不会说我们的语言。我在心里想着怎么跟她沟通，这时，我看见她双手在胸前合十，跟我说"阿希拉"。可是，我不知道"阿希拉"是什么意思。她一直在跟我说"阿希拉"，一边说一边把书打开了。

我已经离她很近了，能够看到书上的东西。她在一页一页地翻这本书，这是一本很大很厚的书，但是，书上的文字我都不认识……有种像金字塔上的莫名其妙的符号，我一个都看不懂。她把书翻到了某一页，忽然那页书发出光来，这道光冲向了天空，驱散了所有的乌云，感觉像是天打开了一个洞口。有一个飞行器，顺着书发出来的那道光从天而降！那是一个没有翅膀的楔形的飞行器，它的形状很难形容，不是很大，也没有机窗，有种钛金属的感觉，样子很高科技，无法用语言来形容。

刚才那个女人嘴里面一直说着什么，像哈利波特的咒语一样。她反复地在说，我也不知道她说的是什么，反正她翻开书，说了这个咒语之后，那个飞行器就从天而降了。

　　这个飞行器开始出现的时候自上而下落得非常快，越往下越慢，慢慢地往下降，终于落下来了。那个女人嘴里说的咒语也随之停了下来。她把书合上了，那束纵向的光线也收了起来，消失了。这时，那个飞行器的前面出现了一道横向的光，这个光是从飞行器里射出来的，形成了一个人的模样，就好像一个人以光的形式从飞行器里出来，又变回了人的样子。——嗯？这个人我好像认识，只是身上的衣服和我认识的那个人不一样。——天呐，我还没有搞清楚怎么回事呢，我就被那个光吸进了飞行器里，我们两个人都进去了。刚才那个女人抱着书又开始说"阿希拉""阿希拉"，她一念咒语，我们就开始起飞了。

　　我开始观察飞行器里面的样子，这个飞行器不大，并不宽敞，里面貌似只能坐两个人那么大，全是像钛金属的那种感觉。我能感到飞行器飞得很快，瞬间就飞出了大气层，飞到太空里去了。飞出大气层的时候，我可以看到下面的地球，是一个蓝色的美丽的星球。我在太空中穿过了很多像陨石一样的东西，特别多，密密麻麻的，我们的速度特别特别快。

　　我旁边的那个人一直也没有和我说话，她不再是光体的感觉，是实体的人。她也没有操控那个飞行器，没有像方向盘或者操纵杆之类的东西，是飞行器自己在飞，我也不知道是怎么回事。终于，我们飞到了一个黑黑的洞里，这个洞很大，从外边看里面很黑，什么都没有，就像一扇圆圆的门一样。我们飞进去了，还在往里飞，周围很黑很黑，什么都看不到。

　　忽然，飞行器的速度慢了下来。我看到它在往下落，落到了地上。接着我像被光弹出来一样，一下就从飞行器里出来了，另一个人也出来了。啊！这个地方好美啊！出来才发现，这是个很高科技的地方，跟我上次见的文曲星差不多，但是比我上次见的还要好一些。整个城市也是用金属制成的，和飞行器的材质差不多，全是那种我没有见过的金属。

刚才带我来的那个人正带着我向前走。我问她这是哪里，她没有说话。她好像是奉命来请我，好像要带我见什么人一样。我们走在城市里，是用脚走，没有飞，虽然我看见她的两个肩膀上有一对小翅膀，就是那种尖尖的羽翼，不是很大，30厘米左右吧。她穿的衣服和我上次见的不一样，像盔甲似的，但是人长得和我上次见的一样。

我们走在城市的街道上，两边都是建筑物。她把我带到了街道尽头一个蛋形的建筑物前，这个建筑物全是用玻璃做的，貌似有点国家大剧院的感觉，但是比国家大剧院高科技多了。她把我带了进去。

建筑物的里面特别大，整个都是玻璃的，透明的。我们来到了二层，不是用电梯或者楼梯上去的，而是瞬间就上去了。我们继续向里面走呀走呀，走到一个门前，门自动就开了。

我们来到了一个屋子里，这个屋子的中间有一个水晶的建筑物，像一座小假山一样，大概有四五米高，晶莹透亮，水晶上面还流着水。她真的要带我去见一个人，我看到他了。他向我走来，拥抱了我。这个人我认识，就是我上次见到的那个人，长得一模一样，上次也是在这里见的面，只是这里的格局不一样了。好像整个城市都变化了，他的衣服也变了，但是面目没有变，我还认识他。

他说，欢迎凯旋。我问他，为什么要用"凯旋"这个词，我们是打了胜仗回来才叫凯旋。他没有说话，一直抱着我。

我说很高兴再一次见到你。他问，我怎么这么长时间才回来，不是说好很快再回来的吗。我问，你们这里过了多久了，在我们地球上也就是过了两天而已。他说，这里过了很久很久了。看来我们两个星球的时间差别好大啊。

　　他说，好不可思议啊。他感觉我很久没有过来了，他以为我不会再来了，他刚才接收到了一个信号才派人把我接上来的。我问他，就刚才拿着书的那个人吗？他说是的，我上次来了之后，他就在地球上安排了这么一个传感器一样的人，只要有我的消息就会发信号给他。（我一脸惊愕，说不出话来。）

　　他问我现在怎么样，我说我很好啊，精力很充沛。自从上次来了这个地方之后，还很想念这里。他说他们也很想念我。我感觉他们这次对我的态度好多了，不再像上次那么冷漠。

　　他冲着我笑了笑，说我比上次好多了。我问，是身体好还是什么好了，他说这只是他的感觉。

　　我也感觉他们这里发生了一些变化。整个窗外已经不是像我上次看到的样子。多了很多用钛金属建成的更新的建筑，是和飞行器一样灰白色的，地球上好像没有见过这种质地特别坚硬的金属。从这扇窗户望过去仿佛能看到，他们整个城市也就几百个人的感觉。地广人稀，而且都在外边飞着。这个房间里，原来没有中间的水晶山，原来房间右侧我进去检查的那个仪器也不在了，换成了一个水晶做成的长方体的仪器，像水晶棺的样子。

　　他带着我来到了窗边，走到这个水晶仪器的旁边示意让我摸一下。我小心地碰了一下，很凉很凉的感觉。我问他这是做什么的，他没有说话，让我进去。我躺在里面，水晶的盖子从两边像机器一样自动合上了。到了里边，我才感觉这里特别特别冷，我有些后悔进来了。这里面全是雾气，像《神雕侠侣》里杨过在古墓里练功的地方。我能看到他还站在我的旁边，但是，我的身子底下很重，感觉整个背部像是被什么东西吸着。

哎呀！里面特别的凉啊！我的身体越来越冷、越来越冷。还有一道绿光在我的身体上面来回左右的经过，像是扫描一样。身子下面还是越来越重，下面被什么加大马力的东西吸附着一样……好了，瞬间感觉好轻松，下面已经不感觉重了，就是还很冷，身体已经僵硬了，跟冬天里被冻僵了一样，估计还要缓一会儿……

绿光不在了，盖子打开了，我可以出来了。我回头看到刚才这个水晶仪器里面，大概有五六个人形的东西在垂死挣扎，黑色的人形长得很瘦小，面貌模糊，他们垂死挣扎的样子很像孤魂野鬼即将被打入十八层地狱永世不得超生前在求饶救命的样子。

我问他这是些什么东西。他说，这些都是从我的体内排出来的东西。他们现在慢慢地融化了，胳膊已经没有了，渐渐地从头到脚都融化了，不见了。这个水晶仪器里变得和原来一样干净了。

但是我的身体还是很冷、很僵硬，像冰块一样。我问他怎么办，他一直都没有和我说话……慢慢地，我的身体就像冰块融化一样变暖了，恢复了原来的感觉。再后来，又开始慢慢地变热，变得很热很热，有种充满能量的感觉了，完全是饱和的。

他对我微笑，他过来拥抱我，我感觉他的身体很凉，就像我刚才的感觉。我问他，为什么我刚才那么冷，他说这是正常的。我又问了他一遍，请求他告诉我发生了什么。

他开口跟我说话了。他说，是从我身上出去的黑东西带走了我身体里很多的热量，所以我会感觉很冷。那些黑东西对我的身体是不好的，它们需要这些热量才能融化，所以，他们的仪器会促使那些黑东西带走我的热量，将它们融化了。后来，在我身上扫描的那道绿光是让我的身体开始变热的原因。我的身体是需要一些热量的，这对我的身体有好处，所以，我后来又慢慢变热了。他跟我说话的时候，我能看见他的嘴唇在慢慢地动，没有声音，但我也能听到，或者叫感觉到、接收到，挺有意思的一种感觉。

我对他表示感谢，他又向我微笑了。他说，他知道为什么我上次在这里的时候感到坐立不安，急着要回去了，因为我不能在他们的星球上长时间地逗留。我问他怎么知道这些内容的。他说，他把一个信息附在我的身体里，这个信息随着我回到了地球。然后，这个信息从我的身体里离开，形成了刚才在岛上碰到的那个人。然后他就知道了，他不能一直让我在他们的星球上待着。

我问他，这个信息会不会让他更了解地球。他说没有，他没有刻意去了解地球，只是知道地球在什么地方了，才派了飞船去地球把我接过来了。

我问他感觉地球怎么样。他说地球没有他们的地方好，他们的星球是蓝色的，浅蓝色的，而地球看起来是黑色的。我说，我们的星球也是蓝色的，是深蓝色的。他说不是，深蓝色只是表面而已，其实是黑色的。我想起启程来到这里的时候看到地球的深蓝色的样子，表示不能理解他的话。

刚才坐飞行器跟我一起来的那个人进来了，向这个人传递了什么信号，但是没有说话。这个人向我微笑招手说，你不能长时间在我们星球待着了，她示意让我回到地球。

这一次我不想走，感觉还可以再待一小会儿，身体很舒服。他问我想做什么，我说想更多地了解他们星球，了解他们的生活，看看城市之外是什么景象。他说，你了解了这里，就等于了解了我们星球；你了解了我，就等于了解了这里的每一个人。

我想跟他再随便聊聊天，我问他每天需要吃饭、需要睡觉吗。他说，他们根本不理解什么是吃饭和睡觉。我给他演示了一遍吃东西的过程，就是把东西放进嘴里，然后再咽到肚子里。他说，他们没有做过这件事情。我问他，他们会死亡吗，就是消失在这个星球上。他说不会。我问他们有男人和女人的区别吗。他的手在抓后脑勺，感觉完全听不懂我在说什么。我换了一个说法，问他们有雄性和雌性的区别吗，他还是听不懂。我也不知道这个问题该怎么问他。我忽然想起来，问他们要生小孩吗，小孩子是怎么出现在这个星球上的，他们是从什么地方来的。他说，在他的印象里他们一直都是这样的，没有发生改变。也没有小孩和大人的区别，人数也一直不会增加也不会减少。

我觉得这些太有趣了。我告诉他，地球完全不是这个样子的，我建议他有时间可以多了解一下地球，这样我们沟通起来可能会更顺畅。没想到他说他不喜欢地球。我说：那你为什么喜欢我呢，我也是地球上的人类呀，你还这么远把我接过来。他说，他不喜欢地球并不代表不喜欢我。

我说我以后还会来的，但是，在他们的星球上来看可能会是很久之后的事了。我说：我从上次到这次只有两天的时间，这在地球上是非常非常短的时间，可是在你们那就已经很长时间了。他说他好像知道我还会再来这个地方的，所以才会安放一个信息在我的身体里，以便让我顺利地来到他们这里。

（此时催眠师也想刷一下存在感，就跟个案说：问一下那个外星人，他能感觉到在另一个时空里，你的旁边还有一位催眠师吗？外星人说他不知道，他只能感觉到他眼前的个案。这个场景好奇妙呀！）

他现在想早点送我回去，他说我不能在这个星球上待太长的时间。我也没有什么事情了，走就走吧。我问他下次还会不会有飞行器从地球上接我过来。他说不知道我下次什么时候会来。如果知道我要再回到这个地方，他也预测不到会用什么方式，但是，他知道好像我还会再来这个地方的，他有预感。

他向我招手了，刚才的那个人带着我往外走了。很快，我被光吸进了飞行器里，飞行器带着我们两个飞出了黑洞。

我们在太空中飞速地行进，周围全是像陨石一样的石头。渐渐地，我能看见地球了，我好激动，我要回家啦！那个人给我了一个眼镜，示意我戴上。戴上那个眼镜之后，哇！地球变黑了，整体都是黑的，像是一团黑气笼罩着。那种感觉语言形容不出来，那团很厚很厚的黑气像是恶势力一样围住了整个地球。当我把眼镜摘下来的时候，地球又变回了深蓝色。我明白刚才那个人说的话了，可能他们不用戴眼镜就可以看见黑色的地球。

我问她，能让我看一下地球未来的样子吗，我好希望看到一个纯净美丽的地球。她没说话，感觉她不愿意让我看。

我突然消失了，又出现了。这突然之间的变化跟时空转换一样，我从飞行器里面切换到了刚才的那片沙滩上。哎呀！我好迷惑啊，还没有搞清楚状况就突然回到了这个地方，什么飞行器呀、外星人呀都不见了，什么都看不见了。周围的场景跟我离开的时候一模一样，海里有人在游泳，沙滩上有人在休息。好像就是画面暂停了一下，我消失了一段时间，去了另外的空间，而消失的这段时间，对这片沙滩来说，可能不到一秒钟。我去文曲星的这段时间是从哪里来的呢？

现在，沙滩上的人能看到我，我也能看见他们，完全回到了现实的世界。我躺在沙滩上，想休息一会儿。我在回忆刚才所发生的一切，像完成了一项长途的旅行，像做梦一样。

六　调理父母的身体

我们与潜意识进行沟通对话。潜意识说，延庆今天的身体已经调理得差不多了。我们请求潜意识帮助延庆的爸爸妈妈调理一下身体，他们的身体状况非常差，希望能够有所改善。

这时，延庆看见自己还躺在沙滩上。一说到爸爸的时候，爸爸的样子就出现在了他的面前，他感觉爸爸是一个像水晶又像玻璃一样的透明人，从头到脚都是透明的。这时，延庆看见自己手里面拿着一把很大的用光组成的梳子，这把光梳子放在爸爸的身体里，从头到脚慢慢地梳理。他感觉梳理的时候，有的地方会顺畅一些，有的地方阻力会大一些。他感觉除了脑袋，身体的其他地方都很不顺畅，都有阻力。多梳几次，反复地梳，感觉就顺一些。那把梳子的白光非常非常地强烈，能量非常非常地充足。但是，延庆的身体开始有点不舒服了，心跳加快，突突直跳，开始有点烦躁。

延庆梳理了好长时间，终于感觉给爸爸梳理完了，整个身体已经很顺畅了。这个时候，延庆知道宇宙中有一团非常非常强的能量，这个能量发着光发着热，是最适合他爸爸的能量，对他爸爸的身体有很好的效果。延庆从宇宙的深处轻轻地捧起了这样的一团能量，把它放到爸爸的心口窝这个地方。放进去以后，可以看见它慢慢地融化，最后慢慢地流动到身体的各个部位。这个时候，他看到原本像水晶一样透明的爸爸的身体开始闪闪发光了，发着很柔和的光。

延庆看着浑身发光的爸爸慢慢地远去，越来越模糊，他走了。随后，像水晶又像玻璃一样、浑身上下都是透明的妈妈，出现在延庆的面前。这时候，催眠师能明显地感觉到延庆的声音有些怯懦了。他没有立刻动手开始调理，而是在一边认真地观察了起来。妈妈的身体有些不均匀，有些地方发暗，胳膊和腿的部分特别暗。延庆从宇宙深处捧来一团能量，用这团能量在她身体发暗的地方轻轻地擦，像擦东西一样反复地擦。但是延庆自己的身体越来越难受，心里开始慌乱了。他也不知道为什么发慌，也不能用梳子来梳理，就是觉得心里好难受。延庆明显地已经是躁动不安了，帮妈妈调整身体的工作只能停下来了。但是，做了这些工作，妈妈的身体比之前看起来也好了一点点，没有那么灰暗了。随后，妈妈也越来越远，越来越模糊，离开了。只剩下延庆一个人躺在那个沙滩上，休息一会儿，平复一下心情。

他感觉这个发慌的感觉像是一只小兔子，有些不知所措。一会儿，那只小兔子走了，心里也不发慌了。我们的催眠也到此结束了。

七　余韵尾声

催眠结束后，延庆的整个身体麻木了大概有十多分钟的时间，才慢慢恢复了正常。等他完全恢复正常之后，又开始大呼神奇过瘾和不可思议，比演一部科幻大片过瘾多了，简直就是身临其境般地去了一次太空。

催眠之后的一段时间，与延庆联系。他说，自己的皮肤病有很大的好转，不仅遏止了当时急速发展的趋势，原来发病的地方也变好了。他不知道是两次催眠的调理的原因还是清水辟谷 35 天的原因，总之都是好现象。特别是感觉心里亮堂了，整个人轻松多了。

整理这篇文章已经是这次催眠结束五年之后的事了。我再一次跟延庆联系问他近来的情况，他说因为工作太忙、太累，身体没有之前好了。他好几次想再回北京找我催眠和辟谷，却一直没有机会。我告诉他说，除了催眠和辟谷，潜意识告诉你的事情你要先做好。他告诉你要早睡早起、注意锻炼；不要乱吃东西，特别是火锅；有事别憋在心里，找棵树说说；别担心父母，也告诉父母别担心你，你已经长大了……

屏幕的那边，延庆发过来一大串汗颜的表情。他说，这些内容，他现在一条也没有做到。工作之后，睡得更晚了，在外面吃得更多了。遇到的事多了，压力也更大了。

我说，潜意识当时还有一句话："他自己看着办吧。"这事只能靠你自己！屏幕上发来了一大串各种的表情符号，传递着延庆此刻内心的跌宕起伏、感慨唏嘘……

他说："你这么一说，我又想起来当时的情形了，好想念我的老朋友。"我说："我一直在北京，有空可以来找我，我们一起再重回文曲星！"

催眠师说

虽然文曲星上的外星人用仪器帮助延庆净化身体的方式闻所未闻，但我相信这个过程对延庆的身体来说是有益的。

但是这也只是处理问题、解决问题的方式，不能保证问题不再发生，不可能一劳永逸。彻底解决一个人的问题，只能是一个人的思维模式与行为模式的转变，还是那句话：谁的路还需要谁去走，关键还是要靠自己！

流产

引子

　　流产，对一个女人来说，也算是一件大事了。之前接待过一个催眠个案，她说流产之后一直腰疼，两三年过去了都没有见好。催眠中问她腰疼和流产的关系，潜意识说，她在流产的过程中感觉没有人支持她、理解她，情绪一直积压在那里，所以腰疼就一直没好。在催眠的过程中，个案释放了很多那时积压的情绪，看清楚了一些事实的真相，催眠一结束，她就觉得腰部轻松多了。可见，有多少身体的问题，其实都是心理的问题、情绪的问题。

一 与个案面对面

樱子在流产之后，联系了我几次，终于决定周日从上海过来做催眠。飞机晚点，她在凌晨才给我发来问题清单。她在留言中一直说抱歉，这么晚才把问题清单发给我。

我打开问题清单，感觉这是一张从结构层次到排版设计都非常讲究的问题清单。清单上主要的问题就是关于她三个月前怀孕和流产的一系列问题：她觉得自己手术流产之后身体明显变得虚弱，湿气寒气都很重。而且，现在子宫里还有些残留物，还没有想好什么时候去再做个手术，消除残留物。

看到她的问题清单，感觉这三个多月以来，她一直处在自责和愧疚之中，觉得一定是自己哪里没有做好，才会出现这样的结局。她觉得子宫内的残留物是孩子对她的惩罚，她希望能够得到孩子的原谅。虽然医院的鉴定是胎儿染色体有问题，不得不手术流产。但是她在网上看到一些资料，流产会严重地伤害到孩子，她觉得自己需要做些什么，但她又不知道要做些什么。

樱子住的酒店离工作室有些远，在路上她就向我道歉，说可能会迟到几分钟，十分抱歉。不过，樱子还是按时到达了。

见到她的第一面，就觉得她真的很漂亮，日韩美女的气质，温婉中透着几分干练。她说，她是上海本地人，家境很好。大学选的日语专业，又去日本留学几年。毕业后在日本生活了八年，现在回上海在日资企业工作。

她说，她之前谈了几个男朋友，都被妈妈以离家太远、人长得丑、家里没有钱等各种理由拆散了。她在36岁的时候嫁给现在的这个老公，觉得自己年纪大了，需要赶快要个孩子。还没有好好享受顺利怀孕的惊喜，就被妊娠反应折腾得毫无力气，接着又发现胎儿染色体有问题，又经历了流产的过程，各种打击接二连三，特别是在怀孕流产和恢复的过程中与妈妈的各种冲突，更让她疲惫不堪。想到未来还要再经历怀孕生产的过程，想想就觉得可怕。

对她的先生，她有一个最大的心结，她觉得先生的家境不够好，经济条件与她的设想差得太多！她对自己未来前途的所有设想都建立在嫁入一个富足家庭的基础上。因为凭着自己的外貌条件、教育背景、工作能力和家庭情况，无论哪一个方面自己都不应该嫁得太差。但是，造化和姻缘就是让她嫁给了一位外貌、性格、能力哪里都好，就是家庭经济条件不够好的男人。她觉得自己不应该嫌弃婆家寒酸，但是，那是一种她从来没有接触过的生活状态，每次去婆家，她都觉得无比地委屈，每次都会偷偷地哭。

更重要的是，当时妈妈答应他们结婚的前提是男方留在上海发展，不能去外地。现在先生要去日本创业，妈妈反对。她觉得自己夹在中间十分难堪：她不能反对先生去日本去创业，她也希望先生能够一鸣惊人。她不能说服妈妈，让她也一同去日本发展。她觉得自己很孤独。

从一开始聊天，樱子的眼泪就止不住地流。她拿着一张纸巾轻轻地擦拭她流下的泪水，而不碰到她那修长的睫毛，那个动作很美。

樱子从来没有接触过催眠，为了练习被催眠的感觉，我让她轻轻地闭上眼睛给我描述日本的一处美景。她说得很轻，很有现场感。我觉得可以了，便开始催眠。

二 情景回溯

催眠过程中，她看到了一个乞丐的一生。

那是一个有山有水、有草地有树林的地方，在催眠中，她把方位的高低远近、上下左右描述得很清楚。她说，在高空中，有鸟飞过，但不是麻雀，因为麻雀飞不了那么高，是可以高飞的鹰隼之类的鸟。她说，在那里，有绿色的味道，就是那种很清新的味道。她说自己是一个衣衫褴褛的人，一直在路上流浪。饿了就去讨要点东西吃，困了就随便找个地方睡觉。她曾经去了一个空空的城堡，那个城堡很气派。她爬上城堡的三楼，看着窗外的风景。从那里，可以看到很远的地方。阳光洒在身上，很舒服。但是她还是没有留下来，她继续流浪在路上。

最后，她来到了海边，在一艘别人的船边走来走去。突然，被从山崖上滚落的大石头砸死了。她死的时候，没有任何牵挂，没有任何遗憾。一无所有，却平静地离开。

这一生，她没有任何的约束，也不觉得寂寞。她体验到了饥饿的时候讨要到一个红薯的快乐，那是人间至极的美味。她的一生太平凡了，没有任何作为。但是她的一生很勇敢，她虽然不知道目的是什么，但她一直勇敢地走下去，她从来都不害怕。她很独立，不依靠别人，不依赖别人。她的一生对物质没有任何的追求，那么大的房子都没有让她留下来，但人生也不就这么过来了吗？她就是一个乞丐，但她从来不觉得自己是一个乞丐，她在过着自己的每一天每一刻。

三　与潜意识对话

催：为什么会选择这样的人生给她看？

潜：因为她平时太在意经济条件了。要让她知道，乞丐身无长物，一无所有，但她还有快乐，还有自己。她不应该太注重物质了，这样路才会走得更自然、更顺畅，选择起来才会更从容、更自在。

催：这对她现在的生活有什么启示吗？

潜：她太看重物质了，对夫妻关系不好。太注重物质了，就会太压抑了，让身边的人活得太累，自己活得也累。她可以活得更轻松一点。所以，对物质条件不要太强求，这样对他们夫妻两个人都好。

催：您让她看到她流浪的自然环境非常美，是想告诉她什么？

潜：这是她向往的地方。但是，她向往的地方，也会有崎岖难走的山路。要想达到理想的境界，需要经历一些坎坷曲折和不确定。任何事情都不是完美的，要达到成功就要有取舍，不要一味追求完美，没有舍就不会得。人必须要做出一些选择，可是一旦选择，就有对和错，这就是人生。

催：对于她先生去国外创业，她应该如何面对？

潜：她应该面对，不应该害怕，不应该害怕输赢。输了也是人生，赢了也是人生，所以，这只是选择。她现在只能去选择了，不能再纠结了，纠结只会让自己更痛苦。

催：她害怕之后两地分居影响夫妻关系。

潜：她应该也去国外，调整自己的工作一起过去。她要自己解决自己的问题，不应该去改变她先生的选择。

催：她的家人也不支持他们去国外。

潜：这不是根本的问题，她自己可以解决。只要她自己不纠结了，这些问题就会解决了。主要是她怕输，所以才会纠结。

催：那个乞丐在流浪的时候，她一直在说，她不知道向哪里走，没有目标，这是她的一个状态吗？

潜：她对自己物质上有要求，但是她对自己的将来要做什么，如何发展，达到什么高度，目标不明确。目标不明确，怎么走呢？她不知道如何才能达到一个高水平的生活状态，她只是希望老公事业成功，但她对自己的未来没有方向。她很害怕有了孩子之后，还能达到她想要的生活吗？她把所有的希望都放在老公的身上，所以，她会更紧张他们的关系。所以，她要放平心态。就算达不到预想的生活状态，只要两个人在一起幸福就可以了。

催：您让她看到那个古堡，是想告诉她什么？

潜：再高大上的东西，都是一个空壳子，是个废弃的东西，外面的风景才是最美的。如果没有温度、没有爱情，只有这个空壳子也没有什么。没有爱，这里就没有值得那个乞丐留下来的东西。生活是需要爱的。如果她的先生买到了一个很大的别墅，也只不过是个空壳子，如果没有爱，也留不住她的心。

催：在乞丐流浪的过程中，她经常说害怕，不想再看下去了。她在怕什么？

潜：害怕遇到她想象不到的、不确定的事情。她缺乏勇敢，没有确定的目标，她就不敢走。有些目标是在行走中确定的。生活中总有一些突发的状况，打乱你的目标，又必须要去处理的。去看了，也没有什么可怕的。

催：她前几天做了一个特别的梦，这个场景是在告诉她什么呢？

潜：她先生在着急赚钱，所以，在她看来，一些需要礼节或者需要敬意的地方，就没有做好。

催：那她怎么办？

潜：她需要有些耐心来引导她的先生，指出问题，不要一味地责备，发脾气解决不了问题，相互沟通吧。

催：为什么她先生着急赚钱？

潜：她给了他一些压力，当然他本身也想赚钱。其实，没有必要那么累，放松一下生活的节奏。本来都是约好了一起去吃饭的，就是为了忙于赚钱，连饭都不能一起吃。两个人好好吃一顿饭更重要。

催：关于生孩子的问题，我感觉，她并没有做好准备做一个妈妈。

潜：是的，她有些害怕，孩子一生出来，就是要负责任啊，她自己的时间就没有了。老公要创业，不能帮忙。父母年龄大了，也没有办法长期照看。怎么也要请阿姨，这需要更多的钱。所以，生孩子对她来说，要做出很大的决定。

催：她说，有可能这个孩子是在泰国拜佛求来的。求子之后就怀孕了。虽然现在孩子不在了，她想知道还要不要去还愿。

潜：她想去就去吧，如果不去，她就觉得少做了什么。她这样做，完全是出于礼节。

催：我感觉她特别在意礼节。

潜：她想如果她尊重别人，别人也会尊重她。大家都会很舒服地生活在一起。但是，她不怎么尊重她老公。

催：为什么她不尊重她老公？

潜：习惯了。从认识他就开始这样的交流模式。（樱子说，从谈恋爱开始，她在她先生的面前就各种"作"，她要测试这个人是不是真的爱她。想知道，这个人是看重她这个人，还是看中了她的家庭。）

催：她好像也认识到应该尊重她老公，但是她觉得做不到。

潜：她已经认识到了，改变需要一点时间。一是因为耍小脾气，还有一个原因是她习惯了。

催：她为什么那么想让别人也尊重她？

潜：是的，她想让别人尊重她。她觉得别人不尊重她，所以，要先做好自己，先尊重别人，别人才会尊重她。……（小我出来说话）我觉得右胸被压得很重。

催：请问潜意识，为什么她的右胸会被压得很重？

潜：压抑。积累的压抑。

催：具体是什么？

潜：这种压力最主要来自不被别人理解。

催：她渴望得到谁的理解？

潜：父母家人和老公。

催：别人不理解她的什么？

潜：她喜欢自己做自己想做的事情，并得到别人的理解。即使自己的决定错了，也希望别人能够友善地、包容地去理解她。她的这些压抑，是长期没有得到理解的压抑。每次妈妈、姐姐不理解她，她就会生很大的气。她很容易生气，她觉得没有得到别人的理解，会很累。（面谈的时候，樱子说，姐姐问她什么时候准备再要孩子，她就生很大的气。医生拿到体检报告时说，数据指标怎么这么低啊，她也会生很大的气。原来是觉得别人不理解她啊！）

催：她为什么特别渴望别人的理解？

潜：因为她觉得一直在尝试着去理解别人，所以，她也渴望得到别人的理解。她觉得理解也是尊重，只有相互理解，才不会有怨恨，工作生活才能更顺利。别人不理解，只是强制强压，是得不到好的结果的。所以，相互的理解真的很重要。

催：她觉得自己对别人的理解，没有换来别人对她的理解，所以很压抑，是这样吗？

潜：是的。但是这跟别人没有关系，还是她自己的事儿。还是因为她的包容心不够啊，忍耐性不够啊！她要说服别人，自己先要有包容心，要耐心地说服别人。理解别人需要一个过程，每个人都不一样，她不能强求别人理解她。当别人不理解你的时候，你要理解别人对你的不理解。

催：她会理解你说的她包容心不够吗？

潜：可以啊。我相信她可以的。只是这需要一个过程。……我的眼睛好疼。

催：请问潜意识，她的眼睛为什么很疼？

潜：因为她一直在哭……还有就是之前工作看电脑太多了，眼睛太累了。那时候眼睛就不好。

催：对于她之前工作看电脑太多这一点，你有什么要说的？

潜：对于工作，要先考虑去日本跟老公在一起。在这个前提下计划她的工作。不要总是加班，健康最重要。

催：请潜意识看一下她子宫里是否有残留物，对她的健康有影响吗？

潜：有，但是没有影响。不用去做手术，对怀孕也无大碍。

催：这次怀孕又流产的经历，是想给她带来什么启示？

潜：如果自己都不爱惜的话，有些东西是会失去的；自己要相信自己，不要受别人的干扰和影响；心态很重要，就算有问题出现，也要首先是夫妻共同面对。她受到了挫折才知道，如果自己没有健康的身体，以后就没有办法生一个健康的宝宝。

催：所有这些都是要通过这一个事件告诉她的？

潜：是的。还有，结婚了，跟老公不要总是吵架，吵架伤感情。控制不好情绪就会失去一些东西。夫妻的感情不好，拿什么去生养一个孩子？这对孩子是不负责的。……好热……

催：我帮你拿开毯子。她一直很愧疚，是自己做错了什么才让这个孩子离开的？

潜：这跟她的运动没有关系，跟她去拍片也没有关系。跟她的情绪不稳定会有一些关系。但是，最核心的问题也不在这里。孩子的离开，根本原因并不是她情绪的问题，但是，这个事情反过来要告诉她，一定要控制自己的情绪，不管是在怀孕期间还是在平时的生活中。

催：这个孩子在从各个方面给她提醒。虽然这个孩子离开了，她还是想知道这个孩子的性别，这个问题重要吗？

潜：是个男孩，这不重要。她只是想证明一下，她流产之后做的那个梦里的孩子，是不是她的孩子。

催：梦里的孩子与她的孩子有关系吗？

潜：有关系。

催：为什么要让她做那个梦？

潜：自从做了那个梦开始，她才开始有愧疚的感觉。如果没有这个梦，她也不会去网上查资料，也不会自己审视，只会觉得这是个小概率的事件，只是自己比较倒霉而已。所以，看到这个梦，不是件坏事。

催：如果没有这个梦，就没有自己反思和成长？

潜：这个过程要让她感受到怀孕的艰辛。要让她认识到，如果自己都不那么爱这个孩子，对她的夫妻感情会有影响。要让她通过这些愧疚感，发现自己的不足，修正自己以前的一些做法，改善夫妻关系，然后才会有一个健康的宝宝。如果顺利地生下这个孩子，自己还没有成长起来，夫妻关系还没有调整好，生活就会陷入更混乱的状态。

催：她能够明白这样的一个安排吗？

潜：她没有把握好这次机会，是她自己的问题。接下来，要看她自己的转变。

催：她没有把握好这次机会，也不见得是件坏事。

潜：对。没过关就会留级。她如果不改变，还会继续留级。

催：她想知道，如果要准备生一个健康的宝宝，需要做哪些准备？

潜：安排好工作，健康饮食，注意运动。至于要不要看中医，可以再等等。重要的是自己的心态。

催：健康和运动这两点都是受到她先生的影响，最近才开始注意的。

潜：是的，他们两个人的感情不错，她也想向好的方面改变自己。他们在一起的时间不长，需要多交流、多沟通，才能更信任。每个人都会犯错，她要多宽容、多包容她的老公。

催：她可以在她老公的身上练习她的包容心，像一个妈妈包容孩子一样去包容她的先生。在乞丐的那一生，出现了她的先生吗？

潜：没有。但是，那个给她红薯的老妇人，是她的妈妈。

催：她为什么经常跟她妈妈吵架？

潜：她与她妈妈的思想差距很大，一个是传统封建思想，一个是追求西方的平等与自由。

催：如何解决这个问题？

潜：她的妈妈很难改变，只能靠她改变了。她要多包容她的妈妈。包容别人对你的不包容，也是对别人的包容。就是看谁的境界会更高。

催：为什么妈妈那么反对她去日本？

潜：私心呗，就是想让她守在身边，可以经常看到她。也有爱心，可以经常照顾她，怕她受委屈。妈妈也知道在一起就会吵架，但还是要住在一个城市。

催：解决她们之间的冲突，除了包容，还有什么？

潜：关爱吧，毕竟妈妈已经七十多岁了。现在妈妈就是一个孩子了，要宠着她、照顾她。樱子习惯了在家里每个人都包容她，让她去包容别人，这个角色一下子她还不适应，所以，她也会像小的时候一样脾气大，不讲理。

催：适应不了新的角色，就成长不起来。

潜：成长对她没有坏处，可以让她更包容。

催：她一直想跟流产的孩子说说话，得到他的原谅。

潜：没有必要吧。

催：您的意思是，只要她明白了流产这个过程的意义，孩子的使命就完成了？

潜：嗯，不过她在心里还是很想看看孩子的。

催：好啊，可以让她看到那个孩子吗？

潜：很模糊。在一个游乐场，一个小男孩跟另一个小孩在玩。

催：嗯，您可以跟他说话吗？

潜：我问他：你玩得开心吗？他说，很开心啊。……（小我）我不知道还说什么。

催：你可以问他，为什么来了又走了？

潜：他好像什么都不在乎，并不在意离开。

催：你可以向他表达你的歉意。

潜：他说没有关系，他在那边玩得很开心。

催：你跟他确定一下，真的不怪你没有照顾好他吗？

潜：他低着头支支吾吾的，不知道怎么回答。他好像觉得这些问题对他来说有些莫名其妙，不知道你在说什么。

催：你可以问他：手术之后还有残留物，是你对我的报复吗？

潜：不是的，是你自己对自己的报复，这个跟我没有关系。你一直不原谅自己，所以留下一个把柄，可以持续攻击你自己，继续自责。……（个案的小我）我感觉他玩得挺开心的。好像不认识我，没有我也没有任何的关系。那边是一个乐园，我对他像个陌生人一样。

催：他只是来到你的身边给你指了一下自我成长的道路，人家就走了。

潜：我正式跟他告别，他朝着我笑。……我说希望下次还做我的孩子吧，他好像没有怎么听懂，只是随意地答应了一下。

催：我怎么觉得像是在路上你踩了别人一脚，当晚，你花了好大的力气，打听到人家的住址。第二天，你非常郑重地去人家门口正式道歉，搞得人家莫名其妙。

潜：是的，他在吃着东西，很开心。

催：你可以在内心非常真诚地表达你的感谢之情。看看这个孩子有什么反应。

潜：我们拥抱在了一起，他趴在我的身上，感觉很相信我可以做得更好。……他回去玩去了。

催：好的，我们送他离开，回到他的世界……现在，请潜意识全身扫描樱子的身体，特别是子宫、胸部、头部。

潜：还可以，挺好的。

催：请潜意识为她的身体补充更多的能量。让整个身体的状态越来越……（催眠师说了一些用能量滋养身体的引导语。）通过情绪的释放，也释放她因为这次怀孕而堆积起来的脂肪。请问还需要多久可以恢复她之前的身材？

潜：半年。

催：需要那么长的时间吗？樱子的身材看起来不错。

潜：已经四个月了，再有两个月就可以了。

催：噢，这样算啊，好吧，非常感谢。非常感谢潜意识提供的帮助，我们可以结束了。

四 余韵尾声

催眠结束之后，樱子在催眠过程中有些头疼的症状完全消失了。她说，她觉得有一点头晕，可能是哭了太久了。是啊，从开始面谈就一直在哭，催眠的过程中眼泪也一直在流。她觉得有些抱歉，根本不知道自己为什么要流泪。我说，没有关系，你哭得算是斯文的了，只是流泪而已。我见过好多的个案，毫无顾虑地放声大哭，撕心裂肺。她问我，真是奇怪，为什么自己一直在哭啊。我说，可能是压抑的情绪太多了，哭出来就好了。

樱子忽然说，我明白我为什么这么看重钱了，因为我当乞丐那一辈子太穷了，什么都没有。我说，可能吧，人生就是一次体验，来到地球，多玩几种反差大的角色也是很有意思的。

樱子说，可能我也没有准备好要一个孩子。只是原来计划好了去日本养胎生产，一下子被打乱了计划。又担心老公的创业会不会顺利，经济是否有保障，我要是去日本找工作不知道会怎么样。我妈又总跟医生告状，说我吃得不多。医生拿着化验单看着我的眼光，就像我是个没有完成作业的坏学生。感觉所有的委屈都集中在流产这件事上了。我总是觉得别人不理解我，不包容我，其实，我需要更多的理解、包容别人。

我笑着看着樱子。

催眠师说

潜意识是最会讲故事的。

故事一开始乞丐四处流浪讨饭，剧情平淡拖沓。直到遇到了那座空的城堡，我以为剧情要开始转折了，人生要开始逆转了，乞丐完全可以在那里留下来，重修城堡，再创辉煌。但是，我错了。年轻而健康的乞丐爬上城堡的阳台，看了看四周的风景再下来，又离开了。直到他生命的结束，他没有做过任何的努力，没有创立任何的基业。呼应后面潜意识淡淡的那句话：赢也是一生，输也是一生，那只是一种选择。

樱子不需要一个励志故事，因为她一直在梦想着成功，渴望着成功。潜意识就是要让她看到，那个废弃的城堡曾经人来人往，光鲜无限，但是辉煌也好，繁华也罢，终究会随着时光的流逝而烟消云散。所以，外表的荣耀、看上去的成功，也没有什么可执着的，终不如去看自己的风景，走自己的路。可能樱子需要明白的是，在平凡的生活中依旧有快乐，在一无所有的生活中也可以无拘无束、自由自在，像那个乞丐，曾经来过……

报复

引子

　　几年前，抑郁症就是矫情的代名词。现在，大家终于开始了解这个词不是矫情、不是无聊，在这个词的背后是深深的痛苦，无边的黑暗，而且无力挣脱，甚至不想挣脱。我觉得，在大众的认识上能有这样的进步，不是因为别的，只是因为抑郁的人越来越多了，越来越被发现了。

一　与个案面对面

烟菲告诉我，她24岁时确诊自己得了抑郁症，吃了半年的药，情况有些好转。28岁抑郁症复发，情况比第一次要严重得多，她睡不着觉，情绪时好时坏，多次尝试自杀和自残。从那时开始，她吃了三年的药。她觉得自己的后半生不能一直这样靠吃药维持着，就试着在状态还不错的时候把药给停了。刚停药的那一个多月，自己控制不住地吃东西，一直吃，感觉把胃都要撑破了还是想吃。她知道这是停药的反应，硬是坚持着没有再吃药。两年前要出国的时候，她偶尔听朋友说起被我催眠的经历，觉得很有意思。念念不忘，必有回响。这次一回国就跟我联系，确定了见面的时间。

关于自己的成长经历，烟菲介绍说，她6岁之前跟母亲生活在一起，父亲很少在家，她对父亲没有什么印象。6岁那年，父母离婚，没有人要她。之后，她在爷爷奶奶家度过了从童年到少年再到青春的十年。跟着爷爷奶奶生活的这十年，她受尽了打骂凌辱，活得没有一点尊严，每次想起这段经历，她都有一种痛得要死的感觉。而这期间，父母也各自开始了新的感情生活，她感受不到别人的关心和在乎。而且，在她看来，爷爷奶奶并不是性情暴躁的人，他们对堂弟和表姐都很好，只打骂她一个人。她想了千百遍也不理解，为什么这个世界会这样对待她，到底她做错了什么。

我问，他们为什么只打骂你一个人，你觉得是什么原因？

她说，我想过很多次，只能想到一个原因，那就是他们不喜欢我妈妈，是我妈妈先提出来离婚的。他们把恨发泄在了我身上。

我问，除了爷爷奶奶，家里还有没有其他长辈对你特别好，关心你、照顾你？

她说，没有了。后来爷爷奶奶搬家到另外的省市，离爸爸妈妈、姨和舅舅都特别远了，三五年他们才能见一次面。

我问，在学校，你有没有特别要好的朋友？

她说：有。初中有一个特别要好的朋友，初三那年，她的男朋友说其实更喜欢我，从那以后，她见面就骂我是个贱人，到处说我的坏话，最后，基本上所有的同学都不跟我说话了。初中毕业后，到新学校开始住校，同学关系比较疏远，我跟舍友的关系又很差，她们联合起来排挤我，说我太讲究、太孤傲，最后不得不换了宿舍，矛盾才平息下来。

烟菲18岁被选中做了空姐，20岁用自己的积蓄在深圳贷款买房。她太爱在高空飞行的感觉了，凌风翱翔，所向披靡，那是一种彻底的孤独，也是一种彻底的自由。25岁的她决定转行做飞行员。她带着自己在深圳一次次买房卖房倒出来的近一百万元来到澳大利亚职业飞行学校学习飞机驾驶技术，甚至还可以特技驾驶。在异地他乡这几年，她克服了语言的障碍，孤独又倔强地学习着技术，但是打击也是接二连三。这期间，她谈了两次恋爱，都是以被男友劈腿而告终。她顺利地从飞行学校毕业，却被告知，这个驾驶证在中国不被承认。事业爱情双双受阻，前景未卜，一路坚强的她发现，身边找不到一个人可以安慰她，而她自己也已是耗尽了最后一丝心力，没有了以前的骨气和力量。

最近，她遇到了一位叫章老师的人，比她大整整15岁。她觉得自己可能是爱他的，但是，他对她的态度却是可有可无，无法琢磨。她渴望结婚，渴望有一个温暖幸福的家，但是她也害怕结婚，不仅害怕在她的婚礼上聚齐了她的父母、她的爷爷奶奶的那一瞬间，更害怕不知道哪一天，看似完美的婚姻也不可避免地走向毁灭。她害怕结婚之后如果生了一个孩子，这个孩子的将来会像她一样，没有爸爸或者没有妈妈，甚至没有爸爸也没有了妈妈。她说，如果将来结婚了，就去领养一个孩子，能爱多久就爱她多久，给一个从来没有被爱过的孩子一点点的安慰。

当然，她能来找我催眠，主要原因是身体太差了。她从小体弱多病，不是什么大毛病，就是头痛、感冒、发烧之类的。长大之后也是这样，经常跟朋友在外面吃顿饭，别人都没有事，自己上吐下泻，肠胃虚弱到经不起任何的折腾。平时，因为工作原因，不按时吃饭，就会胃疼不止。而且，不论是做空姐，还是飞行员，很多的航班航线都会影响正常吃饭睡觉的节奏，本来她就失眠，睡觉很轻，一旦夜飞，第二天就会浑身酸疼、气短无力。因为身体的原因，她一度觉得自己不能再飞了。当然，这几年抑郁症的困扰，让她觉得自己一直处在一种很不好的状态里。她觉得她身心的状态，不能胜任一份飞行员的工作，而且，现在工作前景不明朗，生活的成本又很高。她在状态好的时候，一想到自己的经济情况，就会觉得紧张焦虑，压力山大。

跟烟菲聊天，我有一种非常明显的感觉：她讲自己的经历时，就像是讲别人的故事，不悲不喜，不带情绪，只有一份阻隔，一份漠然。我不问她不说，说也是不肯多说一句。她侧身坐在我的面前，忽闪的睫毛，略带倦意的脸，美得无言无声，我甚至都不忍心带她打开那关闭已久的心门，不忍心让她再一次直视人生过往经历。……时间在嘀嘀嗒嗒地流走，能量在慢慢地汇聚，我需要找到一个安全高效的突破口，来打破这种漠然的阻隔，让真实的情感开始流动。

之前，烟菲在国外看过心理医生，但她从来没有做过催眠，对催眠的了解只限于那个朋友讲过的催眠经历和我朋友圈里的几篇案例。我忽然有了灵感，我跟她说，我们先来做一下练习，感受一下催眠的状态。但我心里明白，这并不只是练习。我没有让她移动位置，只是让她轻轻地靠在椅子背上，就快速催眠了烟菲。她开始向我描述她在催眠世界里看到的场景。

情景一：她看到爷爷在骂她。那时，她只有八九岁的样子，她被罚跪在地上，爷爷站在她的身边骂得很难听。我问她为什么会挨骂。她说，她好想妈妈，就偷偷地离家出走去找妈妈，自己朝着妈妈家的方向走了不知道有多远，还是被人找回来了。一回到家，爷爷就劈头盖脸地开始骂起来。我让她感受一下爷爷的情绪，她很不情愿地说，可能爷爷也怕她出事，路上车那么多……

情景二：她从外面回来，看到家里没有人，当时她有十四五岁的样子。一会儿爷爷回家了，见到她就开始骂，骂得很狠，比打她都难受，她宁肯爷爷什么都不说打她一顿。我问她这次为什么挨骂。她说，她出去买东西，又不是没有跟他说，只是她不想回家，一直到天大黑了才回家。刚才爷爷出去找她，没有找到她，回到家看到她就开始骂，还罚她跪在地上，骂得特别难听。我让她感受一下爷爷的情绪。她立刻说：天都黑了她没有回来，这么大的姑娘了，爷爷怕她出啥事。我感觉烟菲很难一下子接受这个原因，烟菲又站在自己的角度，很不屑地补了一句：他就是怕我出事之后没法向我爸交待，他就是不想承担责任，哼。

从快速催眠一开始，烟菲就一直默默地流泪，情感开始流淌。看到这两个场景，我也开始明白了烟菲说的那种非打即骂的生活经历。而且，我感觉烟菲冰冷的内心也开始松动，开始渐渐地理解这个世界。——场景在迅速地转换着，快到不需要我太多的引导，这一点还是让我有些意外。

情景三：她说，她正在澳大利亚给她妈妈打电话。她心情很不好，刚跟男朋友分手，工作也不太顺利，经济压力很大，她一个人孤零零地在国外，无亲无友，痛到忍无可忍，只好鼓起勇气给妈妈打个电话。妈妈说，那还不快回来，回来不就好了。她说，她不想回国，不甘心就这样回去。妈妈冷冷地说：你不听我的话，还给我打什么电话！她感觉妈妈很生气，把电话听筒放在一边不再理她，跟周围的人说话去了。

她开始大哭，这是我的亲妈啊，世界上最亲的亲人，她怎么可以这样对我？我如果不是真的难受，我怎么会找她呢？那一瞬间我想到，我如果就这样死了，世界上还有谁会记得我？——她一直不想承认妈妈并不爱她，直到妈妈放下电话不再理她的那一刻，她才承认妈妈就是不够爱她，那一刻，她觉得在这个世界上她是多余的，没有人会爱她。

情景四：我终于通过了飞行员考试，我成了梦想中的女飞行员！我可以驾驶飞机直上蓝天了。我看到我们的校长正在给我戴飞机的翅膀，那代表着无上的荣耀。我跟自己说：你真棒！（整个快速催眠的过程，烟菲一直都在哭，但是，当她说出"你真棒"三个字的时候，烟菲泪流成河。）我感觉我赢了，我报复了所有的人，他们认为我是个花瓶，会在语言关和技术关面前退缩，但是我没有。……我报复了所有看不起我的人、嫉妒我的人、诋毁我的人。

情景五：我跟章老师在一起，我们从外面走到房间里，那一刻很平常，什么都没有发生……（烟菲开始大哭，像是感动，又像是受了委屈。我问她为什么情绪这么激动。）我也不知道为什么，那一刻，有一种家的感觉，很温暖、很幸福。没有发生什么，什么都没有发生，我们也没有说话，但就是有一种感觉。

情景一幕幕地变换，我感觉一些基本的问题已经有了答案。整个工作室的能量已经达到了一个新的高度，平台已经搭好，一幕大戏正要上演。我跟烟菲交代了一些催眠的注意事项，双方都做了一些准备，开始正式催眠。

二 情景回溯

这一次，烟菲进入了更深的催眠状态；这一次，不再是今生的一些情景，她开始走得更远——

情景一：

我看到一个三四岁的小姑娘在沙滩上奔跑。她赤着脚丫，笑着、叫着，非常的快乐。夕阳西下，晚霞映红了整个海面。风渐渐地小了，天慢慢地黑了，小姑娘该回家了。小姑娘与爸爸一起住在一个非常破旧的茅屋里，晚饭没有什么好东西，她却吃得很香。她不记得妈妈长得什么样子了，她好像从小就跟爸爸相依为命。生活虽然很贫穷，但是很开心。

一天，几个官兵来到她的家里，好像是要收些什么税。爸爸根本没有多余的钱给他们。争执了一会儿，他们打伤了爸爸，带走了那个小姑娘。他们把小姑娘关在一个阴暗的地牢里，等着爸爸拿钱来赎她。不知道爸爸是被他们打死了，还是最终也没有凑到足够的钱，反正，爸爸一直没有来，这个小姑娘再也没有见到她心爱的爸爸。

后来，他们把这个小姑娘送进宫里，给太子当童仆，给太子干活，也陪太子玩耍。十年过去了，小姑娘渐渐地长大了，出落得亭亭玉立，眉清目秀。太子情不自禁地爱上了这个女孩，决定娶她为妻。

在他们的婚礼上，女孩穿着大红的衣服，凤冠霞帔。就在隆重而庄严的仪式中，她忽然拔下发簪，刺向自己的喉咙——把自己刺死了。这一切发生得太快了，快得其他人来不及采取任何的动作。太子痛苦地摇晃着她渐渐无力的身体，放声大哭，所有在场的人都很意外。

她就这样结束了自己的生命。在这短暂的一生中，她经历了跟爸爸在一起生活的快乐，也经历了与爸爸分离之后的痛苦。她心里一直想着要复仇，她特意选择了这样的日子，用自己的生命来报复所有的人。但是，她错了，她能报复得了谁呢？

情景二：

我在天上，穿着镶着金边、鞋头上翻的鞋子，身上是飘飘的、嫩黄的纱裙。我向前走去，看到了我的父母。他们看着我走过来，对我说：孩子，你受苦了，你终于回来了。（个案开始大哭，她感受到了父母的关爱和期盼。）忽然，我觉得妈妈生气了，因为她知道了，我在人间爱上了一个凡人，我是来告诉他们这件事的。我不想留在天上了，我想回到人间，跟心爱的人生活在一起。他们挽留我，劝阻我，但我还是再次回到了人间，跟那个男人生活在一起。

我们住在一个很破的地方，家徒四壁，只有一张床在屋子的中间。我们坐在床边，我把头靠在他的肩上，感觉特别踏实。我怀里抱着我们的孩子，看着他红扑扑的小脸，我感觉这样的人生是我想要的。

可是，我还是被他们找到了。他们先是把我关在了一个井底，后来又把我带回到天上做仙女，我没有办法，只能跟他们回去。但是，在天上的日子我一点也不快乐，我想念我的男人，我什么也做不了。

有一天，我知道我的那个男人一直守在那个井边，希望能够等到我出来。最后，他死在了那个井边。（个案大哭，被那份真爱深深感动，也悔恨自己辜负了这份爱。）我觉得活着没有什么意义了。这时，从天上射过来一道金光，刺穿了我的身体，把我刺死了。

总结这一生，她体验了被爱的感觉，被一个男人全身心地爱着、关心着、照顾着的感觉，感受到了家的味道。但是，这温暖与幸福非常的短暂，她重新回到天上之后，应该试着做些什么，去努力、去争取，她可以做些什么的，可惜，她没有去做。

三　与潜意识对话

在看这两个情景的过程中，烟菲一直在哭，感觉哭到最后都没有力气说话了。呼唤潜意识出来，潜意识的第一句话就是她太累了，让她先休息一会儿吧。我顺应潜意识的指引，让她安静地睡了约有半个小时的时间，然后再与她对话，寻找问题的答案。

催：您给她看到第一个情景，是想告诉烟菲什么？

潜：早点放下恨吧，她记恨得太久了，放不下恨，就感受不到爱啊！如果她的内心完全被恨充满，她是感受不到周围人的爱的。就像那个女孩，她也知道太子对她是有感情的，但是，她没有心情去关注这份爱。

催：那一生中出现的人，有没有在她的今生中出现？

潜：有，爸爸，就是她今生的爸爸。那个在地牢门口看守她的人，也有些熟悉。

催：展示这个女孩最后意外自杀的场景，是想告诉烟菲什么？

潜：这个女孩认为，是他们把她害成这个样子的，她要报复他们。但是，这并不是她最好的选择。如果她能早点放下恨，早点认清事实——那些伤害已经过去了，应该从心里也让这些伤害过去，应该活在当下。记恨过去，你就会一直活在过去的伤害里，活在过去的痛苦里。是时候该放下对过去的恨了。

催：您说的这个对过去的恨，主要是对谁的恨呢？

潜：主要是对她爷爷奶奶的。

催：那个女孩一生都没有放下恨，如果烟菲不放下，将来的生活会是什么样呢？

潜：还是一直在痛苦和伤心中。即使周围有爱，有美好，也没有心思在意。

催：如果她放下这些恨，生活会变成什么样的呢？

潜：会变得比以前开心、变得勇敢。

催：变得开心可以理解，为什么说还会变得勇敢呢？

潜：因为以前的经历，很多事情她不敢去做，她害怕别人不喜欢她，害怕别人会伤害她，所以，放下那些记忆，她就会去做很多事情。

催：还会有什么变化呢？

潜：会轻松一些吧。她心里的那些恨，让她活得很沉重。

催：您觉得烟菲相信您说的这些话吗？

潜：她明白，但是要做到放下，还需要一些时间，一个过程，她需要去适应，因为她记恨得太久了。

催：在这个过程中，她需要做些什么促使这个转变发生吗？

潜：我担心她回去就忘了，所以，她需要把她今天说的话写下来，对照着提醒自己。

催：您给她看的第二个情景，是想告诉她什么？

潜：是想告诉她要多努力，可以做些什么。她被带回到天上的时候，虽然很伤心想回到人间，但是她并没有做些什么啊，没有尝试去做点什么。很多时候，她也是想得太多，却没有做。

催：那一生中出现的人，有没有在她的今生中出现？

潜：有，有一个仙女就是维维，她现在的一个朋友。

催：非常感谢潜意识的指引。烟菲有一些问题，希望能得到您的指引，我可以向您提问这些问题了吗？

潜：可以。

催：为什么别人总会说她高傲、不好相处，她是一个高傲的人吗？

潜：不是的，她不知道怎么跟别人说话，怎么跟别人打交道，她怕别人不喜欢她，讨厌她。所以，别人会觉得她高傲。其实，她挺想跟别人沟通，也愿意帮助别人的。但是，她想得太多了，她怕自己给别人添麻烦，所以跟别人说话时就会很紧张。

催：她说自己的脾气很暴躁，虽然自己也不喜欢这乱发脾气的坏毛病，但是也控制不了自己，她想知道自己为什么会这样？

潜：她想用发脾气来获得别人的注意和重视。当她觉得别人不在意她的时候，她就会莫名其妙地发脾气。当然，也有她任性的时候，这已经习惯了。她希望大家都宠爱她，她特别渴望自己任性也有人宠爱的状态。

催：她说，她从小到大总有人在背后说她的坏话？

潜：说她坏话的人，大部分人是嫉妒她，嫉妒她的美貌，嫉妒她被很多男生喜欢，嫉妒她的条件，嫉妒她正过着别人想要过的生活。另一部分人是不了解她，这些人比较少。

催：面对这些情况，她应该怎么办？

潜：把自己的生活过好就是了，她没有必要为嫉妒她和不了解她的人生气和伤心。

催：清单上她接下来的问题是，她应该报复这些人吗？我想您已经给了她答案。

潜：是的，报复只能伤害自己，伤害对自己有感情的人。就像那个用发簪自杀的女孩子，只能失去自己的生命，伤害那个有些喜欢她的太子，对别人来说，没有什么，只是有些意外罢了。

催：非常好的建议。她说她是一个不会伪装自己的人，喜怒哀乐都写在脸上，她也觉得自己不成熟，有时，听不懂别人说的话有什么更深一层的意思。

潜：是因为过去的痛苦一直积压在她的内心，这已经让她够累的了，她太疲倦了，没有太多的心力去伪装自己，或者去关注别人。

催：为什么别人总会说她活得很精致，是她从小养成的习惯吗？

潜：是这样的，她一直活在自己的秩序里，习惯了循规蹈矩，什么事要怎么做，什么东西要放在哪里，都是一定的。比如她上床睡觉之前一定要洗澡，比如她一定要把剪刀放在某个地方。其实，这是因为她一直害怕做错了事情被批评，她强迫自己按照一定的模式去生活，这样她才会有安全感，才不会出错。

催：这需要她去改变一些吗？

潜：没有必要，她已经习惯了，不过她放松之后，会有一些改变，变得随意一些。

催：她觉得自己现在什么都不行，什么都做不好，什么都没有兴趣，没有以前的那种骨气和上进心了，这是为什么？

潜：她在工作上受到打击了。发现在飞行学校毕业之后，不能回国工作，没有实现她的计划。

催：工作不顺利这件事，对她来说有什么意义？是在提醒她什么？

潜：她做事情想事情一直太简单了，她只知道制定目标，用自己的努力去执行目标。她要做一个有勇有谋的人。她之前在制定目标的时候，没有充分地思考局势，也没有向别人请教，参考别人的意见。她需要变得成熟起来。

催：还有什么意义吗？

潜：之前她一直活在制定目标、然后实现目标这样的一个模式里。这次制定目标，花了这么多的时间和金钱并没有达到目标，她灰心了，不再制定目标了，倒是可以打破她以前的这个模式，这样可以让她活得更灵活一些，更随意一些，活在当下，而不是活在各种假设里。

催：工作不顺利这段时间，她投了好多的简历去做义工。请问她为什么要去做义工？

潜：她要去帮助别人，这样她会很开心。

催：为什么要用帮助别人的方式让自己开心？

潜：这样会有一种被需要的感觉。

催：找到被需要的感觉，对她来说很重要吗？

潜：她一直觉得自己不被别人需要，不被重视。

催：嗯，她有一个问题就是经常觉得自己是多余的人，很少有人鼓励和肯定她，取得了很大的成绩，也没有人祝贺她。为什么会这样？

潜：嗯，从她父母离婚、她寄养在爷爷奶奶家开始，她就有这样的感觉。她觉得自己是多余的，家里没有自己的位置。

催：说到她的小时候，她有一个问题：烟菲在父母离婚之后，她就离开了她小时候生活的地方，但是之后的十几年，她一直梦到那个地方，不论做什么梦，背景都是那个小地方，这是为什么？

潜：她不舍得那里，她觉得那里才是她的家，那个地方，让她有安全感。

催：为什么她出国之后就不梦到那里了呢？

潜：以前的事情告一段落了，出国转行做飞行员，是她人生一个大转折，她的人生进入了一个新的阶段。

催：这之前和之后的她，有什么变化呢？

潜：生活的地点，生活的状态都发生了变化。之前她一直生活在一个狭小的世界里，机组里的人和事都比较简单；出国之后，她才开始面对一个大世界。但是，她的内心成长得还不够，她还生活在一个相对简单的精神世界，不愿意去相信、去多想那些复杂的事情。

催：为什么她不想接受那些复杂的事情，不想接受真实而复杂的世界？

潜：她想让自己活得轻松一点、简单一点。她自己的经历已经让她太累了，她没有心力去考虑更多的事情了，她努力让自己活得简单一点，懒得跟世界周旋。

催：她有一个同父异母的妹妹，她从心里很不喜欢她，觉得是她和她妈妈抢走了爸爸，但她总是为了让爸爸高兴，假装和这个妹妹很好，她很讨厌自己这样做，她怎么处理与这个妹妹的关系呢？

潜：顺其自然吧，不要预设太多。

催：她觉得妈妈不爱她，是这样的吗？

潜：不是她想要的真爱，但也是有关心的。

催：这个从真爱到只是关心的落差，让烟菲很痛苦，她应该如何面对呢？

潜：如果她找到一个爱她的人，可能对妈妈的需要就没有这么多了。她真的很缺少关爱。

催：如果没有这样一个合适的人爱她，关心她，怎么办呢？

潜：自我肯定啊。没有人鼓励和肯定她，她要自己鼓励和肯定自己。所以，会让她跟自己说"你真棒！"

催：现在她的生命中出现了一个叫章老师的人，她不确定自己喜不喜欢这个人？

潜：喜欢啊。

催：她觉得他们俩不太可能有未来，为什么她会有这个感觉？

潜：因为她不自信啊，不相信别人会喜欢她，她总觉得自己不够好，配不上他。

催：她很想知道对方是什么态度？

潜：对她印象还好吧。有过想法，并没有非常渴望。

催：面对这个情况，烟菲应该怎么做？

潜：一方面要努力多做一点，另一方面要顺其自然，不要想太多。可以在过程中多做一些，努力去做一些事情，但不要执着于结果，不要太期待有结果。

催：周围的人都觉得她应该考虑结婚的问题了，您觉得呢？

潜：不要想太多。她会给自己很多未必会发生的假设。但是，这些假设会给她带来不好的情绪。不要活在那些假设里，踏踏实实地活在当下。

催：她的身体方面也有一些问题，她为什么从小到大经常生病？

潜：她体质弱，先天会有一些影响，怀她的时候她妈妈营养不良，她小时候也营养不良，更重要的原因是她一直不开心，情绪郁结在身体里。

催：怎么样才能让身体强壮起来？

潜：乐观一些。

催：她失眠的根本原因是什么？

潜：想得太多了。

催：您刚才说让她做一个有勇有谋的人，谋略也是需要思考的。您说的她想得太多和她想得太少，这两个方面，她能分清楚吗？

潜：考虑事情要因地制宜，而不是假设乱想，她能知道以后哪些地方该多想，哪些地方该少想。

催：她为什么经常会觉得口渴？

潜：是因为她太紧张了。她从小就一直紧张，已经习惯了。

催：为什么经常觉得气短乏力？

潜：还是刚才的原因，想得太多，不开心。

催：她为什么会得抑郁症？

潜：童年的影响。情绪一直在那里。

催：怎么样才会不复发，保持稳定的状态？

潜：放下过去的事情，不要活在假设里，不要想太多了。保持积极一点的态度。放下恨，让爱和光进到心里来。

催：对她的工作，您有什么建议？

潜：还是不要回国，可以继续在澳大利亚，这样她的心情会更平静。利用这段时间，她会调整自己，放下过去。在工作上更踏实一些，更努力一些，她知道应该怎么做。

催：在感情方面呢，有什么建议？

潜：更多地相信吧，相信自己也相信别人。她一直觉得自己不够好，不配得到别人的喜欢，她觉得别人都是因为她的美貌才喜欢她的。她担心别人不喜欢她，所以会无理取闹发脾气，这会迫使别人慢慢地离开她。

催：这就是为什么她在恋爱中总是被男人背叛劈腿的原因？

潜：她太渴望被爱了。但是她又不相信自己可以拥有完美的爱情，她一直觉得爱情是不可靠的，婚姻是不可靠的。爱情是随时可以背叛的，婚姻是随时可以解体的。所以，她总是害怕失恋，总是在阻止背叛，这会让自己很累，会让跟自己在一起的人很累。这是她的问题，当然别人也有别人的问题，一半一半吧。

催：在身体方面有什么建议？

潜：保持乐观的心态，多做运动。心情不好会直接影响肠胃的，她的心情不好，所以，肠胃一直不好。

催：请潜意识帮她检查身体的状况。

潜：没有太大的问题。

催：请帮她把身体调整到可能的最好的状态，特别是她的肠胃。

潜：……（感觉到个案的身体在发生着某些变化。感觉潜意识去后台忙了，不跟催眠师对话了。）……可以了。

催：您还有什么话对烟菲说吗？

潜：把刚才说到的都做到。

催：您相信她会做到的？

潜：应该可以的，我会在暗中帮助她的。

催：她怎么会知道您在她的身边，在支持帮助她呢？有什么暗号吗？

潜：小兔子吧。当她看到与小兔子有关的任何图案的时候，就会知道我一直都在，不要感到孤单。

催：非常感谢。

催眠师说

仇恨和报复的情绪，可以在消耗自己的前提下，释放一些能量，支持自己达成某些目标，实现一些理想，所以，怀有这些情绪的人，可能会在人生的某一个阶段看起来很美好，很成功。

但是，这些情绪无时无刻不在吞噬着一个人。外在越努力、越成功，内在就会越空虚、越失衡。它不可能支持一个人走得更高更远，如果因为之前的成功而勉强自己持续下去，很有可能整个人都会崩溃掉。如果想要持续发展的话，就需要释放仇恨与报复的情绪，改换能源支持方式，带着爱更轻松、更从容地走下去。

附录篇

APPENDIX

（对于了解催眠很重要）

量子催眠为什么叫量子催眠？

"量子催眠为什么叫量子催眠？"这是我职业生涯中最让我头疼的问题，没有之一。当然，搞清楚这个问题，还需要弄明白的另一个问题是什么叫"潜意识"。

一、量子催眠

作为一名量子催眠师，每次被问到这个问题，我都会感到自己顿时变成一脸黑线的懵呆窘相。做了这么多年的量子催眠师，我都搞不清楚这一催眠技术为什么叫量子催眠，都不能字正腔圆地回答出这一入门级的问题，想想也真是遗憾。每每此时我都会深吸一口气，暗暗地安慰自己："这个问题不是一句话就可以说清楚的。"除此之外，我找不到其他借口来掩盖自己的无知。

慢慢地，时间长了，我渐渐安然于自己被问懵的窘态，开始有余力观察提这个问题的朋友们。

第一类朋友是天真、纯粹地在问，其重点在"催眠"二字。只要大概跟他们说说"催眠与睡觉"的区别，他们就很满足了。

第二类朋友是分类、比较地在问，其重点在于把量子催眠与他已知的催眠技术进行参照对比。如果我从催眠的流程和特点上略加陈述，他们也可以放我一马。

第三类朋友是严肃深究、理论探讨地问，其重点在"量子"二字。对于他们，我完全无力对应，只能洗耳恭听。

当然还有另一类的朋友，根本没有想听我的任何解释，他们会不屑地觉得，我们这个催眠技术，就是在蹭热点，求关注，讨厌所有"量子"扯上边就觉得自己高大上了的新名词。

在这里，我只想说说我所知道的量子催眠。

至少，在 2010 年之前，量子催眠还叫高级前世回溯催眠。在朵奶奶早期出版的书中，她也会自称是回溯催眠师。后来，大家觉得高级前世回溯催眠已经无法描述这个日渐丰富、无限强大的催眠疗法，于是，朵奶奶和茉莉亚经过思考，为这种方法命名为量子疗愈催眠疗法（Quantum Healing Hypnosis Therapy），简称量子催眠 QHHT。大约在 2015 年的夏天，量子催眠的官方网站，将自己技术更名为量子疗愈催眠技术（Quantum Healing Hypnosis Technique），可能是因为这样的修改没有影响到之前中英文的简称——量子催眠 QHHT，所以，也没有引起太多人的注意，至少在 2015 年我是不知道。

2012 年，我第一次听到"量子催眠"这四个字的时候，我跟很多人一样好奇地提出了这个问题——"为什么叫量子催眠？"当时，师兄 ZY 转述朵奶奶的话："这个催眠与其他的催眠不一样。它会以量子的方式，影响这个催眠个案、这个催眠地点以及周围的一切，整个场域的意识频率都会因为一次催眠而变化和提升。"

我至今依然记得我听到这段话时那一瞬间的空白感，好像周围的世界一下子晃掉了，坍塌了，模糊了……当意识再一次慢慢地收拢和聚焦在物质世界时，我隐约地感觉到自己内在的变化。或许，从那一刻起，我与量子催眠已经结下了不解的缘分。

后来，我成为一名量子催眠师，但我依然不明白"为什么叫量子催眠"，这个名字到底意味着什么。其实，在我们量子催眠师内部，也有很多人在积极探讨"为什么叫量子催眠"这一看似简单或博大精深的问题。在之后的几年里，我听过一些说法，读过一些文字，早期给我印象最深的是我们优秀的量子催眠师 QY 和 ZJ 写的一篇文章。我把她们的文章删减摘录如下（有兴趣的朋友可以在网上找到全文）：

量子催眠疗法被冠以"量子"之名的原因，是量子催眠中信息和能量的展现方式符合量子物理的"量子现象"，我们把量子催眠的主要特征总结为以下三方面：

第一，量子催眠中获取的信息，突破时空局限，符合"量子场域智慧"的概念。量子场域的重要特性包括：

1. 联结万物。

2. 此能量场扮演容器、桥梁和反映我们内在信念的镜子等角色。

3. 此能量场是非定域性的、全像式的、全息的，每一部分都与整体相连，以较小规模反映出整体。

4. 我们透过情绪语言与此能量场沟通。

"量子场域"中包含了万事万物的一切信息，并不受时间与空间的限制，任何一个人都在与场域之间交换着信息。在量子催眠中，潜意识能量将场域打开，配合被催眠者的需要调用场域当中的所有信息，宇宙任何一点上的信息只要对被催眠者有帮助就可以为他展现，所以，回到任何一个地球前世是可以的，回到任何一个外星或维度是可以的，回到源头也是可以的，超越时间与空间的限制也是可以的，预知未来也是可以的，潜意识从生生不息的场域里调动资源用以解决被催眠者此生中的问题，在一次催眠中拓展了个体对宇宙和生命认知的宽度、广度和深度。

第二，量子催眠的疗愈效应出现在被催眠者自身和与其相关的任何人身上，符合科学实验证明的"量子纠缠"的现象。

在量子力学中，有共同来源的两个微观粒子之间存在着某种纠缠关系，不管它们被分开多远，都一直保持着纠缠的关系，对一个粒子扰动，另一个粒子便立即有反应。同时，量子纠缠也证实了"超距作用"是存在的。量子纠缠超越了我们人类生活的四维时空，不受四维时空的约束，是非局域的，宇宙中的一切在冥冥之中存在深层次的内在联系，这与我们人的意识作用非常相似！量子催眠的疗愈效应完全符合"量子纠缠"的现象，潜意识可以通过被催眠者疗愈与其相关的任何人，而且效应可能是瞬间发生的。

第三，量子催眠让被催眠者深刻体认到自己是独一无二的生命体验的创造者，拥有创造无限的可能性的力量。

量子物理所带来的世界观与经典物理的世界观完全不同，量子物理的世界是一个系统，它是能量的、不断变化的、抽象的，不可预知和确定，它是受观察者的影响的、整体决定部分的、力量来源于内在。量子物理学界巨量的证据证明人的意念可以对物理实相有一个直接的可测量的影响，而量子催眠把个体独一无二的本质展现在被催眠者面前，让他用新的角度观察世界，观察自己，让他体认自己拥有无限的可能性，可以调动一切资源，来解决经典物理世界里无法解决的问题。

由于有了这些不同，量子催眠与传统催眠在催眠对象、催眠深度和疗愈效果上也有了显著差别。

这篇文章在圈内出现得比较早，对同学们的影响也比较大。我无力判断其中量子物理的理论基础是否正确，至少这些描述量子催眠的文字与我实践时的感觉是一致的。每次读到这篇文章，我都有一种踏实的舒服感，或许大家可以借助这篇文章理解量子催眠与其他催眠的不同，以及为什么叫量子催眠。

需要补充一点的是，关于文章中"量子场域"的概念，我有一些直观的体验：个案和催眠师在整个催眠的过程中，组成了一个独立于三维时空之外的一个场，在这个场之中有些特别微妙的感受。如个案在整个催眠的过程中会觉得很清醒，甚至比平时任何时候都会清醒。但是这种清醒完全不是非催眠状态下的清醒。因为整个深度催眠的过程有可能长达三四个小时，个案往往觉得只过了半个小时、一个小时。甚至，在个案认为的非常清醒的三四个小时里，个案的身体可以一动不动地躺在那里。而且，在整个过程中，催眠师也是处在某种特殊的状态里，与个案的体验是类似的。我最明显的感觉是呼唤个案回到当下的那一瞬间，催眠师自己会非常清楚地经历那么一个换档的感觉，一下子从那个无名无形的场域中跳脱出来，开始存在于周围的空间里。如果此时立刻起身向窗外望去，还是觉得窗外的世界有些梦幻不真。我不知道这些感受与催眠时的"量子场域"是否有关。

但是不管我怎么说，估计没有体验过的人还是很难感受到。

　　据说，之前有同学专门问过朵奶奶，我们的技术为什么叫量子催眠，朵奶奶回答说，量子代表巨大的变化。针对朵奶奶的这一回答，同学们有各种各样的解释，我总结出了三方面的观点。一是数量的巨大。Quantum这个字来自拉丁文 Quanta，意即数量庞大的意思，是说在一次量子催眠中，可以获得庞大的信息，疗愈很多种身心问题。二是变化的巨大。在量子现象中，有一种叫量子跃迁（Quantum Leap）现象，微观粒子从一个状态跳跃式地转变到另一种状态。因此在英语中，quantum leap 代表突然并且巨大的转变，完全符合在一次量子催眠之后，被催眠的人像是经过了量子跳跃，在身心灵层次产生的巨大的变化，甚至完全转变了人生的轨迹。三是场域的巨大。因为"量子纠缠"（Quantum entanglement）的存在，拥有了一个巨大的相互关联的场域，这个场域中任何一点的变化，都会引起一系列其他的变化。今生与前世的纠缠，此人与彼人的纠缠。而且，"这里"改变了，"那里"也改变了。过去的改变了，现在也在改变。意识改变了，身体也就改变了。量子催眠中很多不可思议的变化就这样产生了。

　　因为外语基础的薄弱和科学素养的缺失，对于这些种种解释，我无力去做更基础的研究和证实，更多的只是从我这几年的实践经验中去体悟。我无力应对第三类朋友跟我讨论"量子"这个概念。我真的一考虑这些基础概念大脑就黑屏死机。但总会有朋友会很认真地问：你的哪篇案例中的哪个故事，谁和谁的关系是不是就是量子纠缠，他们之间是如何发生量子纠缠的？量子纠缠双方中的一方在接受量子催眠之后，另一方是如何实现转变的？他们在实现中的关系为什么就不再纠缠了？……神啊，救救我吧！对我来说，这些变化就是结果，就在那里。至于如何达到了这样的结果，我真的说不清楚。我是用了最大的力气从量子催眠的各种现象入手倒推去了解量子物理的基本理论的，怎么说起来都有一种本末倒置、缘木求鱼的感觉。罢了，罢了，我还是就事论事，只谈我所知道的量子催眠吧！

在一次催眠中，我请教潜意识：为什么朵奶奶把这门技术命名为"量子催眠"？潜意识说：这是一个量子的时代。朵奶奶把名字改成"量子催眠"只是恰当地符合了这个时代的潮流，应运而生。

二、潜意识

量子催眠之所以有如此惊艳的效果，是因为在量子催眠中，我们可以和宇宙中最强大的力量合作。这股力量，朵奶奶叫他"潜意识"。或者说，因为整个催眠过程中有了潜意识的参与和支持，这派催眠技术，才真正称得上是量子催眠，才具有了无限的魅力！但是，"潜意识"是与"量子催眠"一样扑朔迷离、难窥庐山真面目的概念。明白了什么是潜意识，或许就会更了解量子催眠。

对一个名词"是什么"难以解释的时候，我们往往会从它"不是什么"说起。首先，每一个新入门的量子催眠师都会被这样谆谆教导：量子催眠中的"潜意识"非心理学中所说的"潜意识"。那么，我们先来看看心理学中的"潜意识"的概念：潜意识与显意识相对，是"已经发生但并未达到意识状态的心理活动过程"。大白话的说法就是，你的意识中你不知道的那部分内容，隐形、沉潜的那部分意识。

朵奶奶在发展她的技术过程中意识到，通过她独特的引导，与她所沟通的是人的意识的一部分，然而这一部分是远高于我们的意识、是我们的显意识未曾认识的那部分。我猜测，朵奶奶在最初使用"潜意识"这个概念的时候，只是因为方便，便直接借用了心理学的这个概念。只是后来通过大量的案例慢慢发现，与之对话的这个潜意识是巨大的、智慧的，远远超过了传统心理学中所探讨的范畴。朵奶奶继续使用这个概念，只是因为习惯方便称呼而已，实际在理解上却慢慢地发生了变化，心理学上"潜意识"这个概念在量子催眠的领域——名存实亡了。

朵奶奶这样解释她所说的"潜意识"："潜意识是宇宙中最强大的力量，他知道你的一切，也知道所有人的一切。他是如此的巨大，而且是全然的爱。他可以进行瞬间的疗愈，他关心每一个人。"其实，朵奶奶所说的潜意识，是这个灵性爆炸的时代，很多人所熟悉的高我、超灵、高意识、宇宙意识或合一。潜意识告诉朵奶奶，他们并不在乎我们如何称呼他们，他们都会与我们合作。这一点在我的催眠案例中也得到反复证实，他们的态度一般就是：我就是我，个案或者催眠师喜欢怎么称呼都可以。

关于"潜意识"这个概念，有两个故事可以与大家分享。

故事一：

2009 年，在英国的量子催眠培训班上，朵奶奶在对一个学生进行量子催眠前，潜意识通过另外一名学生传导信息。当时，这位学生飞快地把这些信息记在了自己的本子上：

给所有人的信息——

我们是光之存有，这是在目前这个时间阶段你们所需要知道的一切。

我们来到这里帮助和治疗，这即是我们的目的。我们服务于人类，因为我们被召唤这么做。

我们的目标是所有人都转化为光！

我们在远远高于指导灵与守护天使的层级上运作，甚至高于你们所说的扬升大师的层次。

如果这个振动被完全带入你们的身体中，你们将无法处理这能量。它就像将一个旋转的陀螺放到身体之中一样。

我们通过符号进行工作，因为我们更容易以这种方式进行沟通。

我们感谢你们自愿参与到这个实验中来——如我们所称呼的那样，但是我们都将从今天所发生的一切中受益。

分享是永远的话题。

以上是我在 2009 年 3 月在英国 Norwich 的 QHHT 培训班上观看 Dolores 对一个学生进行回溯时传导的信息。我希望你们能从以上的信息中得到收获，因为当这股能量到达我时，对我来说一切都改变了。

致诸位爱与光！

——James Frankland

在我们上课的时候，朵奶奶为我们分享了这段话，在场很多同学为之动容，个中滋味，不能言表。

故事二：

这次潜意识换了一种方式来自我表达。大约也是在 2009 年前后，朵奶奶在澳大利亚进行一阶量子催眠的培训。当时朵奶奶正在向学生们解释什么是潜意识。朵奶奶说："潜意识是无所不知，无所不能的，他知道关于你的所有事情。"当时就有个学生说，我还是不明白，潜意识到底是谁，到底是个什么东西。正在这时，坐在教室后面的茱莉亚眼前忽然展示了一个非常漂亮的图像，辉煌而绚丽。用她的话说，那是一幅会呼吸的图像。当时，有种能量推动茱莉亚把这个图像画出来。茱莉亚有些不愿意，心里想，我知道就行了，为什么要画出来。但那个声音严厉地告诉她一定要把这个东西画出来。说到这里，茱利亚很无奈地摇摇头说，经常会有一些声音指挥她、命令她做些事情。茱莉亚明白，每当这个时候，她收到的都是一些非常重要的信息。后来她才懂得，画出来是一个明智的选择，这是潜意识在用图画的方式向她展示自己是什么。茱莉亚后来说，看到了、理解了，和再一次通过画画表达出来，是完全不一样的感觉。而在这之后，茱莉亚经常会一边画这幅图一边向大家讲解什么是潜意识。

我在不同的场合听过茱莉亚用这个幅图讲解潜意识，她都会顺便讲一下上面的这段故事。每次，我都觉得茱莉亚画得好丑啊，不像我们其他同学在催眠中受到启发画出的精妙绝伦的作品，倒像是公司小组会议上随手在白板上比画的两下子。但是，配上茱莉亚的讲解，以及当时的气场，我完全可以忽视她拙劣的画技，依然看得目不转睛、心无旁骛。我们一届又一届的量子催眠师正是通过她这毫无章法的画风，慢慢地理解并靠近那个大象无形的潜意识。

在茱莉亚的图上，我可以清楚地看到，在帷幕之下，我们是一个个独立的个体，而在那个帷幕之上，那个真正的我，是一体的。在画图的过程中，茱莉亚一遍又一遍地说着："We are one.""Here, we are one."奇怪，英语一窍不通的我，这一句听得清清楚楚，震撼心扉。

　　茱莉亚说，潜意识是分很多层级的，每一次催眠中所连接到的潜意识是不一样的，可以展示出不同的性格或智慧程度，这取决于我们连接到了潜意识的哪一个层级。单独某一次催眠中，潜意识可以连接到哪一个层级，取决于个案的问题、个案的频率，甚至个案的灵魂来自哪里，以及催眠师的能量场。在催眠中会发生什么，对于催眠师和个案来说，都是未知的。随着一次又一次的催眠实践，我对潜意识、对茱莉亚的这些话也理解得越来越深。因为每一个个案、甚至相同个案的不同催眠中遇到的潜意识真的是不一样的感觉。

　　越是具体的问题，越需要贴近我们的层级来回答。越高的潜意识答案越形而上。例如，个案关心的特别具体的问题，如工作计划、感情关系等这些非常个性化问题，一般会连接到较低层的潜意识，他们给出的答案也会比较具体，如再过半年就可辞职了，你适合去跑步，不适合去游泳。举个例子，可以说明这个问题：如果一个人的问题是关于他们家的一亩三分地的，那么，这种小事要问村长，问省长是不能直接解决问题，因为省长不知道你家的地在哪儿。俗语说的"县官不如现管"。这并不是低了不好，高了好，合适最重要。

　　同样，在某些时候，因为需要，催眠就会连接到潜意识中更高的层级。这时，给出的答案就会更宏观，也更模糊，就是听起来很有智慧，放之四海皆准的那种话，如：我们都是一体的。一切都是体验。他们不太在乎你具体要跟哪个人结婚，在哪个城市生活，失恋或离婚都不是什么事，甚至意外事故和身体残疾也没有大不了的。他们更在乎你是否走在自己的道路上，是否是在你的灵魂计划之内。好比说，愚公来做催眠，请潜意识帮忙，看看能不能把家门口不方便出入的山移开。高层的潜意识根本看不到他们家门口的那座山，他们看到的是"天倾西北，地陷东南"的大格局。就像有些人因为身体不好来催眠，潜意识却说他身体很好，没问题。所以，有些人看了这些问题的答案，感觉好像潜意识的话说了都跟没有说一样，完全就是一句空话、废话。也有些人会从这些答案中恍然大悟，泪如雨下。

所以，在潜意识回答"不知道"的时候，需要切换潜意识的层级，不是"请更高层级的潜意识来回答"，而是"请知道这个问题的潜意识来回答"。在一次催眠中，潜意识说，它们不愿意将自己分成很多个层级的这个说法，因为一说层级，就会有高低之分。其实，很多时候，没有高低与否，只有合适与否。说高与低，只是迎合我们的思维模式，更方便理解罢了。

确定在潜意识的连接中没有高好还是低好的分别后，还需要知道，一次催眠连接潜意识回答问题，不一定全程都锚定在同一个能量体，或者同一个层级上，可能会出现中途换人的情况。就像是问语文问题，语文老师就出来回答；问数学问题，数学老师就出来回答。这是同一个层级不同能量体的转换。也有可能是前后不同层级的潜意识出来回答，所以可能会出现前后听起来矛盾的现象。举一个我做过的案例：一个做服装生意的个案想要转行做灵性工作，问潜意识这事可不可行。潜意识先是说让她集中精力地打理服装生意。把账都算好，把货都点好，不能拖拖拉拉、懒懒散散的。聊了一会儿又说，她不能再做服装生意了，这不是她要做的事，她有更重要的事情需要去做了。我当时就糊涂了，到底是让做还是不让做呀！当我进一步向潜意识请教的时候，潜意识说，就是要让她最近集中精力地处理好旧账，交接好工作，准备开始做新的工作了。

有时，也并不是你问了一个很具体的问题，潜意识就会给你一个具体的答案。说不定，潜意识给了你一个方向性的大的回答，你当时并不理解，过了一段时间，有了新的体验之后，你才会发现潜意识的良苦用心。

有时，做催眠的时候，指导灵和守护天使或者个案逝去的亲人会主动出来说话，给个案一些建议。但是，潜意识绝不止步于这些能量体。朵奶奶说，指导灵和守护天使基本与帷幕在同一个层级上。他们可能会给个案一些指导，但是如果想知道的更多，做一些身体的疗愈的事情，就需要连接更高层级的潜意识，他们才会知道更多的信息，对个案有更大的帮助。

还有一个感觉，我们催眠师总在说连接潜意识，连接潜意识，听到的人感觉好像是有一条路通向潜意识，需要把潜意识从遥远的地方请过来似的。好像如果方法不对、方向不对，就找不到潜意识似的。其实，潜意识是无处不在，无所不是的。他存在于每一段时间，每一处空间，催眠不是要把他们找到、接过来，请他们说话，而是放下小我的控制、放松小我的警惕，愿意接受潜意识教诲，这时，潜意识就会出来指引我们，帮助我们，我们就能清晰地看到图像、听到声音、感受能量或者忽然就是无缘由地知道了答案。潜意识比我们更智慧，永远知道我们此刻当下最需要什么，如何才能够给到我们。并不是我们想要得到什么，处心积虑地去获得的，潜意识都会给我们。

写了这么多，就是要梳理一下自己做量子催眠师这些年对量子催眠及潜意识的了解。或许我对他们的理解，才刚刚开始接近他们的本真状态，至少我已经出发在路上了。世界上无处不闪耀着潜意识的光芒，我只是分享着我所知道、我所经历的种种。还记得前面那光之存有的话吗？——"分享是永远的话题。"至少在这个过程中，我可以更清楚地看到我自己一路的成长与欢乐。

量子催眠的终极意义

量子催眠的终极意义，不是催身体入眠，而是唤灵魂醒来。当然，把身体和心态调整到一个更舒服的状态，是量子催眠的阶段性目标，是灵魂醒来的关键性一步。也有人会向下一个层次去追问，灵魂醒来之后又会有什么不同？是否会面对醒着却无路可走的尴尬？灵魂醒来，并不是为了去向哪里，而是可以安然地活在当下，活在任何的境况里，因为你真正的忆起了你是谁，你来到这里是为了什么……

与量子催眠直接有关的双方，一是催眠师，一是个案，所以，我打算也从这两个方面来谈量子催眠的意义。但是，这两个方面又只是勉强分开的，因为，没有个案就没有所谓的催眠师，这两个角色是在互动中产生的。在面谈的过程中，双方经常会发现彼此有很多的共同点，在潜意识的指引下，双方也会发现有很多的共鸣。一场高质量的催眠，是催眠师与个案心灵的交融，灵魂的共舞，双方的能量在共同的域场中相互提携、相互启发，盘旋而上，共同达到一个新的高度。

上　量子催眠对催眠师的意义

一、量子催眠是一份工作

对量子催眠师来说，这首先是一份工作。工作嘛，说得接地气一点，是一个人谋生的手段；说得文艺一点，就是我们与这个世界对话的方式。做量子催眠师，只是我们选择的一份工作而已，不是济世救民，不是匡扶正义，也不是来普度众生的。不要觉得能做量子催眠师有多么了不起，自己有多么伟大，我们只是用特定的技术去服务他人，提供所需，换得报酬和经历。不要看到世间的各种痛苦和无奈，就轻易地动容，去可怜，去心疼，去感叹，义无反顾地企图用自己的技术去解决别人的痛苦。刚刚学会量子催眠，或者其他疗愈方法的人，包括我自己，多少都会觉得自己的手里多了一只魔法棒，只要轻轻挥动，就可以快速移除别人的痛苦，那种感觉太爽了。一时间，恨不得挥动魔法棒四处奔跑，立刻改变这个世界，让人间充满爱。

要知道，每个人都有自由意志，可以绝对把控自己痛苦的深度和长度。这时，痛苦是别人的，与催眠师无关。我们要等待别人的邀请，形成催眠师与个案的关系之后，才能帮助他们借由催眠走出痛苦。古语说的"医不扣门"也是这个道理。主动想用催眠帮助他人的催眠师，其实内心充满着一种救世主的情结，想要通过为别人解决问题，获得自己的成就感，满足自己的虚荣心，要充分展现自己作为一名疗愈师的角色，体现自己的价值，让更多人看到自己存在的意义。——其实，这不是爱别人，这是在显摆自己。只会自我感觉良好，更多地增加我执，对于自身能量的保养和提升，并不见得是一件好事。因为，我们在拼命地通过疗愈别人、帮助别人、做好事来提升自己存在价值的时候，每一步的努力都会把我们拖向"存在本身是没有任何意义的"深渊。——在现实的生活中，这种情绪是很难觉察的。唯一可以发现端倪的地方，是当我们做完一场催眠（包括正式的和免费的催眠）时，我们情绪高涨，踌躇满志或者在心里"得意偷笑"的附着点是"我又帮助了一个个案，我好棒"，还是"我通过今天的催眠案例，又看到了一个灵魂的生命图景，又发现了一个隐秘的反应模式"。简单地说，是对自我价值的追加，还是对世界认识的拓展；是对人还是对事。任何对自己的"感觉良好"，都会增加我们内心的傲慢与我执。

工作就是工作，简简单单、普普通通、踏踏实实，这是前提。在这样的前提下，觉察自己。有一次，在量子催眠的技术分享会上，我说到最后，忽然发现，量子催眠的整个过程其实并没有什么奇妙和新意，无外乎尊重个案，真诚沟通，与我们平常接人待物的要求是一样的。王阳明说："人须在事上磨。"我们需要在一次又一次的催眠工作中发现催眠的朴素，发现自己的平凡。

二、量子催眠只是个人的一种理念

在这个世界上，有很多种理念并行流传，任何的理念，只是世界的一个倒影，一个侧面，只是我们认识总结这个世界的规律，并不是世界的真相与全部。虽然各种理念都是部分揭示了真相与侧面，但是具体的一些概念和逻辑还是千差万别的。朵奶奶曾经说过："你们（量子催眠师）是优秀的，（量子催眠）技术是先进的，所以，优秀的你们使用先进的技术是很完美的。你们要相信你们自己，就像你们相信我一样。但是，没有任何一个人，和任何一种技术是值得被极度推崇和神话的。任何疗愈的方法都是千万种方法之一，只是适合一部分的有缘人。不要想着用这种办法去疗愈整个世界，其实，你们只是在疗愈自己，让自己圆满。"

对于笃信别的信条或从来没有听过灵性概念的人来说，量子催眠中的很多说法就是"歪理邪说"，难以置信。这时，如果别人没有付钱请你给他做催眠，也没有以朋友的关系邀请你参与解释他的生活和经历，没有真诚地咨询你这个"专业人士"的看法，那么，千万不要喋喋不休地向别人兜售量子催眠中的理论，粗暴地用量催理念解读他的经历。因为，你可能并不了解他真正经历了什么，你可能说的是错的；即便你说的是对的，别人也没有准备好要听你的建议，你又何苦自作多情呢？还是在找存在感吗？更坏的是，你有可能陷入你没有想到的境地：四面树敌，遭人讨厌。遇见一个总在抱怨的同事，你跟他说："这都是你自己的问题，你创造了这一切，你要看到自己的问题。"他一定会翻个白眼给你。遇见一个深陷痛苦之中的朋友，你胸有成竹地告诉他："痛苦是好事，痛苦越深，收获越多。"他立刻在心里把你拉黑。所以，"己所欲"，也要"勿施于人"。我们不能把这个理念硬生生地推给我们周围的人，如果催眠师随意推广量催的理念，用其中的一些说法解读别人的经历，指导别人的生活，无异于拿着思想和教义的大棒子到处抡人，自取其辱。

对量催师本人，我们可以自省是否对量催的核心理念"深以为然"。我见过太多的量催师只是知道量催的理念，本身并不相信潜意识的话。诚实的最高境界是对自己诚实，相不相信不要紧，承认自己相不相信才是最重要的。当然，更多的量催师都会对潜意识的各种表达有怦然心动的感觉，那是我们的灵魂与之碰触时共鸣共振的感觉，不能假装，也不能无视，知道就好了。

但是，量子催眠理念也是很多种理念之一，不要把它活成生活的唯一准则。当我们固定地套用量子催眠的理论解读我们所遇到的一切现象时，我们已经被这种理念所束缚、所囚禁了。我们不要因为见识过潜意识的无边智慧，曾经沧海难为水，就藐视其他的理论和技术，无视生活的鲜活和复杂，自以为是地觉得掌握了宇宙的真理，知晓某人某事、一举一动背后的深意，在苦口婆心地为别人解除困扰、指点迷津的同时，把自己包装成完美的光与爱的化身。——我们不能活在理念之中，生活只是生活。

一名真正的量子催眠师，是要从内心知道，潜意识的一切安排都是极其精妙的，事出意料之外，才是我们意料之中的事情。怀着"好奇心"，从"不知道"出发，去生活、去探索、去求证，才是一个量子催眠师应有的态度。

三、量子催眠是一种行动

在每一场真正的催眠之内，在每一幕生活场景之内，量子催眠是一种随时随地的行动，是一个人在红尘中的修行。如果说量子催眠是一门手艺，那么，量子催眠的达人们，终将以艺进道，走在自己灵魂设计的道路上。

在催眠中直接与潜意识对话，学习潜意识看待问题的方式，解读问题的视角，可以直接开阔眼界、提升心力。但是更重要的是，要把这些思维方式落实到生活的行动中去检验，去丰富，去发展。举个例子，在催眠中潜意识告诉一个意外扭伤脚的人说："他没有走在自己的道路上，正确的道路上。"第二天，你在生活中遇到了一个崴脚的朋友，量催师要做的，不是直言不讳地揭开底牌："你没有走在自己正确的道路上。"否则，对方一定会觉得你已经"病入膏肓"了。当然，也没有必要在心里默默地冷笑这个人偏离自己的轨道而不自知。而是要把整个事件当成一个反思自我的素材：之前催眠遇到一个意外扭伤脚的个案，今天又遇到一个崴脚的朋友，这些相似的情况在告诉我什么？是不是我自己也在某些方面偏离自己初心？……所有的反思一定是心向内的。发现这一系列的事情对自己的意义，然后调整自己。在生活中做好了自己，再回到催眠中，也会越来越顺利，因为"功夫在诗外"。

当我们真正地相信一个理念的时候，并不会为了这个想法摇旗呐喊，策马扬鞭，跃跃欲试，而是平静地实践和行动。一个优秀的量子催眠师就是让自己变大，站得高远，思路开阔，更好地接纳和看清一些事情。同时，学会转换自己，把潜意识的话在自己的身上展示出来，让看到我们的人，获得一种类似"被催眠"的效果，从催眠师身上的坚定从容，看到潜意识的影子。一个量子催眠师如果像量子催眠理念说的那样，活出自己灵魂本然的状态，发出自己内在的光芒就足够了。当我们的光温暖自己，顺便照亮别人的时候，别人可能会因为好奇，受到吸引而来讨教或是追随的，顺其自然就好了。毕竟，一种理论的流传推广开来，是需要借助更大的势，而不是几个催眠师的大声吆喝。我们只负责做好自己的工作，照顾好自己的身体和心情就足够了。

下　量子催眠对个案的意义

一、痛苦的意义

一个人成为量子催眠的个案，大多是由于"痛苦"二字。生活的压力、情感的创伤、身体的疾病都是痛苦的原因，他们绝大多数人的生命经历了无法言说的痛苦和不堪回首的往事。当然，也有人成为个案，没有"痛苦"那么严重的情绪，而是对宇宙真相的好奇，和对未来世界的探索。当好奇心得不到满足，对探索的方向无限迷茫的时候，也多少有些"苦恼"的感受在其中。这些情绪推动一个人接触并了解量子催眠，来到催眠师面前的最终接受催眠。但这只是一种表面现象，是外在的形式。当我们透过表面现象向内探寻痛苦的意义时，我们发现，所有的痛苦都在为忍无可忍之后的转变积蓄力量、铺平道路。

可能有人接着就会反驳说：为什么他（她）那么痛苦，还没有醒来，还没有思变？我想，这有很多很多的情况，一种是可能只是你觉得他（她）痛苦，他们自己并没有觉得痛苦，反而会乐在其中；还有一种常见的情况是，可能他们痛苦的承载力要比你想象的大得多，需要更多的痛苦的累加，才能稍微触动到他（她），开始痛而思变。这也就是为什么说一名真正的量子催眠师不会随便出手，去解除别人的痛苦，有人还没有在痛苦中受够，就像金蝉在脱壳的过程中，没到时候，就是脱不下那层壳，你出于善意，帮它扒了下来，这只蝉就再也没有机会飞起来，或者飞得高了。拔苗助长，出力不讨好的原因是艰难困苦还没有真正把一个人锤炼到火候。

所以，痛苦是有一个临界点的，到了那个点，就会从痛苦中破茧成蝶。见证这个过程的可能是一次量子催眠，也可能是其他的疗愈方法。

二、解决问题

催眠的直接目标是解决问题，量子催眠当然也是如此。各种疗愈的方法的目标都是为了解决实际的问题，只是方法不尽相同。

在催眠中，催眠师会引导个案回到事件之中，或者回到看似与实际问题没有任何关系的前世，去引导个案彻底的了解事情的真相。一方面，个案会再一次身临其境地经历这一切，另一方面，个案会站在一个更高的视角上看到为何这种所谓的"不幸"会降临在故事中的那个人身上，而不是在别人身上？如果是回顾到与实际问题没有任何关系的前世，在前世中发生的故事，一定会与当下的困扰有着千丝万缕的联系。个案很容易在两个故事，或者更多的故事中看到情节的相关性和重复性，所有这些，绝不是"巧合"二字就可以蒙混过关的。当个案看到一切的时候，就会跳脱生活中"痛苦"的情绪，开始产生完全不同的体验。催眠师会追问这些体验会给个案带来什么样不同的感悟。当一个人"真正的"去经历，再从经历中感悟时，这时，就不是"知道"（从书本上学来的概念，或者照搬某位高人的说法）原因，而是"悟到"个中深意。为什么很多的个案明白很多的道理，却走不出痛苦，是因为他们只是"知道"。量子催眠在此基础上还会请潜意识继续解释发生这件事情的原因，解决这个问题的办法，或者立刻"现场办公"，瞬间疗愈身体的问题，化开心底的死结。到此，问题就解决了。

任何一种催眠，在完成整个过程，实现最初的疗愈目标之后，如果个案最大的感叹停留在"催眠真的很棒，催眠师水平真高"的层面时，那么，这次催眠的效果可以说是打了一个大大的折扣。也许有人会问，用催眠技术解决个案带来的问题和苦恼，让他们痛苦而来，轻松而归，难道不是值得庆祝的吗？我想说，如果只是到这里，即用催眠技术帮助他解决了眼前的痛苦，并不是一次成功的催眠，这只是引导个案把自己的力量从受困于自己的痛苦，转而交托给了一种技术，一个催眠师。

要说明白这个问题，还是需要重申痛苦出现在生命中的意义。痛苦是为了更大的成长！如果一位催眠师没有朝这个方向去引导，你只是解除了个案当下的痛苦，那么，个案就失去了在这次事件中意识水平的"突飞猛进"的机会。"痛苦有多深，成长就有多大"。如果痛苦之后，只是消除了痛苦，而不带来相应的成长，这将会是多大的浪费！所以，一个真正的量子催眠师绝对不会去帮助失恋的个案去忘掉那个让他痛苦的人。

如果只是使用催眠技术直接解除个案的问题，看似直接地帮助了个案，实际上已经阻碍了个案成长的道路。结果会是怎么样？个案按照原来的信念模式持续运行，原来的身体问题还会复发，或转移到相关的地方，相似的感情问题还会重演。究其根本，是疗愈的发生治标未治本。只要不改变个案的信念模式，问题就会一直都在，直到他经历更大的痛苦，从痛苦中惊醒，开始反思和成长。不管是通过催眠，还是其他的疗愈方式，个案一旦意识到某件糟糕的事情背后的真实意义，疗愈便真正发生，甚至奇迹就会出现。这已经是在历史上被无数次证实的事情。灵气创始人臼井甄男大师在发现灵气疗愈之初，直接帮助避难所的人们疗愈好身体疾病。但他发现，他们不久又因为相似的病痛回到了避难救济所。他才意识到，真正地改变一个人，改变他的身体状态是远远不够的。

如果个案来到催眠师的面前说，不不不，我只想解决这个问题，我不想有其他太多的改变时，那只是个案还深陷在问题之中，只想尽快摆脱痛苦、甩掉烦恼，回到舒适和自由的状态下，喘一口气。他还没有余力去考虑更多的问题。或者，他还怀疑他当前这么多现实的麻烦是否可以解决。催眠师不能因为个案的需求而止步于只帮他解决最表面的问题，而不带他去看到更广阔的生命图景。既然一次量子催眠的过程已经展开，潜意识就会引导个案去放下一些旧有的惯性思维模式或负面的信念，引导他们去察觉更多事情的前因后果，并且启发个案明白凡事都是一个生命的礼物等待他们去察觉；放下对某件不幸事情的情绪，才会发现这件事情带进我们生命中的礼物。个案的高我知道，让他通过这一件事发现什么是最合适的，而自以为聪明的小我是不知道的。但是，最后，接受和相信多少，才是由小我来选择的。

三、持续疗愈

完成整个催眠的过程后，个案会意识到自己才是整个人生剧情的主导者，发现自己拥有无限的力量可以选择，也需要为自己的选择负责，甚至自己的每一次无法选择，放弃选择，都是一种选择。只有自己才是最值得珍惜的，只有自己才是最值得保养的，当然，也只有自己才能够看不起自己，才能够打败自己！

那么，通过疗愈一件事情的痛苦，打破固有的信念模式，实现意识提升之后，问题就不再发生了吗？这个问题也需要分很多个层面去说。

首先，改变了一个信念模式，可能就解决了某方面的问题，不会再出现类似的问题。因为没有信念做障碍，问题也不会发生了。即使偶尔再出现类似的问题，也只是做考题，检测一下你有没有过关。很多在不断成长的人都会有这样的经历：他们忽然意识到，要是以前遇到这个问题，他们会很伤心生气、灰心丧气、一蹶不振，而这一次，他们发现，自己的心力提升了，没有受到影响。

心理学上有一句话：真正影响到一个人的不是事情本身，而是对这件事情的态度。在每一个态度的背后，都会有一个信念的模式。我在这里可以举一个很小的例子，比如说一个漂亮的女孩，她总是很苦恼，因为她是一个单眼皮。在这里，事情的本身是单眼皮，态度是不喜欢，情绪是苦恼，而她背后的信念是单眼皮不如双眼皮好看，所以自己不够完美。其实单眼皮不会直接给人带来苦恼，如果她改变了单眼皮不好看的信念，她就不会苦恼了。

其次，这样的问题不发生了，不意味着以后的生活中没有麻烦和痛苦了。还会出现其他的问题，因为我们总是在一步一步地成长的，一点一点地转变。我们打破一个信念，改变一种思维，也只是我们很多个信念中的一个。我们在过往的人生经历中，从周围汲取了太多杂乱、错误的信念，需要我们各个击破，全面突围。我们还有很多的信念，等着我们每一份痛苦的发生，来提醒我们，是时候，可以转变放下了。

最后，最为重要的是，在一个疗愈的过程之后，从这一经历之后，我们学会了以某种观念去看待痛苦与不幸，以及如何去面对未来可能发生的问题。其实，就是在这个疗愈的过程中，在我们的内心种下了一颗种子，我们渐渐可以试着像一位催眠师或者疗愈师那样，引导自己从一个更高的层面去看待自己面临的问题。在往后的日子里，不管外在发生了什么，都会有一个声音提醒自己，跳脱出当下的情绪，冷静地站在一个更高的层面去看待自己经历的这一切。如果你开始这样做了，你就提升和跨越了一大步，可以继续迎接生命中更多的挑战，更大的突破，这就已经完成了催眠最终的目的。

所以，我们敬爱的朵奶奶说过，量子催眠一生做一次就足够了。如果一次催眠能把个案带到这样的高度，那么，真的就足够了。所以，真正的量子催眠师，从来不去疗愈个案，我们只是引领他们体验到自己未知的那部分就足够了。真正的疗愈，不是仅仅靠外力去完成。启动个案内在的机制和动力，去实现每个人的自我疗愈，才是瞬间疗愈和持续疗愈的关键所在。在整个催眠的过程中，催眠师只是扮演着引领和陪伴的角色，鼓励个案跨越了自己的障碍，探索更深入的内在。我们催眠师只是一个导游，一路绝美的风光，个案看到了什么，感悟到了什么，都不是催眠师可以预测和限定的。

　　总之，对于个案而言，一场量子催眠，绝不仅仅是解决问题那么简单而直接。量子催眠的过程，是要引领个案的生命状态达到一定的能量高度，在那个层面上，再反观自己的问题时，已经不再是问题，已经不需要去解决。在那个高度上，每个人都会发现，痛苦以及问题的本质是引领我们不断向上的动力，或者阻止我们偏离我们生命路线的障碍物。当个案借由这个动力或者拐点实现生命的突破和跨越时，个案已经达到了一个新的能量状态，"日日新，又日新"，能够在一次催眠的带动下，不断地突破和成长，实现持续疗愈，才是量子催眠的真正意义。

后　记

　　2012 年我成为一名催眠师，三个月后，我从出版社辞职，开始专职做催眠。

　　在反反复复的催眠与被催眠中，我原有的思维模式一次又一次遭到冲击，信念结构不得不一次又一次被拆撤重建。我不记得有多少次不得不捶胸顿呼催眠中情景回溯的巧妙与完美，不得不击节赞叹潜意识的智慧与伟大。

　　有一日，在奥林匹克森林公园，我与我的先生，同是催眠师的源清一边散步一边畅谈催眠中情景的安排是多么的精微奇妙，非人力所能及。他忽然停下来，站在我对面，看着我的眼睛，认真地说："我们这么感叹催眠的效果，是因为我们对催眠还不够了解，还不够信任！如果我们承认催眠就是那样，就应该是那样，那很正常，我们就不会一次又一次感叹了。"接下来的一瞬间，时间停止了，空气凝固了，静得可以听到我们彼此的心跳。

从那时起，我开始真正地踏实下来。之后做催眠，我也会感动，也会流泪，也会哭笑不得，也会惊讶到大脑短路、一片空白，但是，我内心知道，这些都是正常的，所有的意料之外都在我的预料之内了。因为我知道，我对这个世界真相的了解如同大海里的一滴水，在我认识的世界之外，有一个更宏大、更稳定、更有序的世界在按照它的节奏运转着，亘古不移。于是，我安然于自己的不知道，也安然于通过催眠发现的任何答案，安然于通过催眠达到的任何效果。

自从做催眠师以来，我仿佛进入了一个奇异的世界，我遇到了太多有趣的人和有意思的事。我迫不及待地想跟更多的人分享跌宕起伏的催眠故事，充满智慧和力量的潜意识的话。从开始的寥寥几句话、几行字，到后面高清的催眠实录、大段的催眠感悟，每一次的整理和表达，都让我觉得无比开心。

我最初的想法很简单，因为催眠是我喜欢的，文字也是我喜欢的。我用文字记录下自己催眠世界的风景，一方面是给自己的经历留下一点点纪念，等到有一天蓦然回首可以看清来时的路；另一方面以文章的形式可以分享给周围的朋友，独乐乐不如众乐乐，大家一起来求索未知更好玩。那段时间，所有的催眠文字都是我为自己而写，是一个人的狂欢和独白。

一天，朋友问我，你为什么不开通一个微信平台，把你独特的经历和真实的感悟发布出来，分享给更多的人呢？我觉得这是个不错的主意，但这又是一件严肃的事情，我必须想好我要写什么，怎么写。写催眠中的时空穿越，这是不是太奇幻不羁；写催眠前后个案的变化，这是不是有广告的嫌疑；写那些一般人未曾想过的前世今生的因果联系，这也未免太"怪力乱神"了。再说，谁会去看这些文字？是有一定灵性基础的人？还是对催眠完全不了解的人？我的笔调是严肃一些，还是随和一些？问题越想越多，越想越乱，迟迟没有行动。

过了一段时间，我忽然想通了，我有这么多困惑的原因在于我想迎合外面的世界、预想的读者，而没有心向内，专注地去表达自己想说的话！其实，我只需要像之前一样如实记录我走在催眠的路上遇见的风景就好了，不迎合、不回避！于是，我开通了"清静之初催眠室"的微信公众平台，开始在这里认真地记录催眠中遇见的人、遇见的事。从那时起，我开始有意地去写这一类的文章。

我读了几年的古书，"文以载道"的理念已经刻进了我的骨子里。既然要写出来，发布到大家面前，总是觉得要在这其中表达点什么"正事"。当我一次又一次地感叹催眠中所传递出来的智慧时，我多么希望这些智慧也可以影响和帮助到除了个案和催眠师之外的第三个人，乃至更多的人！

一次催眠过程，所付出的心血是一定的了，如果一次催眠的过程真的可以化身千亿，映入到更多人的眼帘，说不定也可以照亮匆忙赶路前行中的某颗迷茫的心。有了这些想法，我开始有计划地进行创作、编辑和发布了。微信公众平台成了我表达自我情感、传播催眠理念的平台。

如果没有方莉姐，故事讲到这里就结束了，也就没有后来您手里的这本书了。我在读研究生期间就认识了方莉姐。在我的心目中，她是一位温婉、博雅、大气的女子。有一天，方莉姐打电话来预约做催眠。可想而知，那对我来说是一个莫大的肯定和鼓励。她是一位对催眠师来说极省力气的个案，我们顺利地走完了催眠的整个过程，获得了潜意识的指引，解除了她来时的疑惑。做完催眠，我们去上岛咖啡喝下午茶。

亲历量子催眠的个案和优秀图书编辑的双重身份，让她感慨，如果能有一本记录催眠案例的书，可以展示一个人心灵成长的路径，提供些许人生的智慧，使读者得到某种心灵的慰藉，那该多好啊！当时我正怀着二宝，没有精力开展写书的计划。她勉励我一定要勤于动手，及时记录催眠过程中一些转瞬即逝的感受，以待来日。

念念不忘，必有回响。两年后的一天，我们旧事重提，一拍即合。我决定把这些年来写下的文字整理成书，给自己多年的职业催眠师生涯做一个阶段性的总结，同时，可以让这本书中个案真实的生活故事与催眠过程，给读者提供一些参照，提供一些启示，让读者看清自己问题的根本，看到自己内心的力量，不再怯懦、不再推诿，在痛苦与茫然中优雅转身。

出版合同签订，要写一本书的惊喜渐渐褪去，我开始有些忐忑：我真的可以向读者说清楚"催眠"是个什么东西吗？我真的可以通过描述我的经历、我的感悟，展示催眠的真谛吗？我真的可以通过催眠的世界展现我们每个人神性的光芒？我有些拿不准。

对我而言，从单纯的自我爱好、随意抒写到有意识地为自己归纳总结经验而写是一个跨越；从为自己记事整理再到分享自己、启发别人而写，又是一步大的跨越；从在自媒体上个性化的天马行空地去写，又转到传统严谨的纸媒上去写，这又是一步大的跨越，我真的可以把我的感动和收获通过一本书的形式传递给读者吗？我对自己没有把握。

在犹豫和摇摆之中，我经常得到方莉姐的悉心指导，她的话总会让我拨云见日，再次鼓起勇气写下去。

我问她：如果全书都是按照催眠的流程去写，像是一本流水账，是不是太稳固而缺少灵动，让人疲惫生厌，不忍卒读？她说：这样相对稳定的结构更方便阅读，回溯的内容绚烂多姿，潜意识的回答妙语生花，已经足够引人入胜了。每一个案例里，都有故事、有逻辑、有思辩、有智慧，我们有必要让读者在相对简单的形式里集中精力去关照心灵变化的节奏。

写了一段时间，我又她：我感觉我催眠过程中遇到的这些案例，吃喝拉撒、柴米油盐、爱恨情仇，不够酷、不够炫耶。我最近听说了一些其他催眠师的奇幻的催眠故事，有天庭地府、外星文明、太极空性等，要不要我把听说过的也写进来？她说：不要，只写你自己真实经历的温暖打动你的就足够了。真实是最有力量的，这些个案真实的苦楚与蜕变完全可以带领读者冲破原有的局限，打开全新的视角。

又过了一段时间，我问她：我觉得我在真实记录的过程中又有些犹豫。我不知道我的读者们可以接受怎样的真实。因为，每个人对于真实是完全不一样的感受。与今生完全契合、毫发无间的前世故事，读者会相信是在一两个小时之内个案在催眠状态下自发呈现的吗？流水账一般的潜意识问答环节中所体现出来的惊人智慧，读者可以感受到几分？催眠现场我所感受到的能量场的或细微或宏大的变化，会不会让读者觉得是醉人呓语、痴人说梦！我到底写到什么程度，才会让我的读者们觉得不是怪力乱神，不是封建余孽，不是洋垃圾？她说：真实地记录就可以了，相信一千个读者会有一千种收获。你无法迎合你头脑中所设定的某一类读者，只管去写！

在写作的过程中，我曾一度误入歧途，总觉得自己词汇贫乏，描述无力。有一段时间，我甚至陷入遣词造句的恐慌之中，总感觉找不到合适的词语来准确表达我的想法。我无数次地幻想可以启动自动书写的模式：一夜万字，招不虚发；字字干净，句句连贯；情绪跌宕，文采飞扬；哲思深邃，灵光可见；文不加点，倚马可就。

有一天午后，我忽然想到，我并没有必要在每一篇文章的词句上精雕细琢，不管我撒下金子还是沙子，只要能记录个案在催眠前后心灵成长的路径就可以了。读者也只是在他匆忙的人生旅途中，在某个午后或深夜投来一瞥。让他惊叹的绝不是我的某一个妥帖的形容词或者一个精心打磨的句群，而是这文字所传递、绽放出来的光芒，以及个案被这光芒照亮时的惊喜和催眠师被这光芒温暖时的感动。

"躲进小楼成一统，管他冬夏与春秋。"我坐在清静之初工作室里，一台电脑，一个鼠标，一杯茶，一个人，按照自己的节奏，或盘桓逗留，或快马加鞭，把心底忽明忽暗的感受捻捻成丝、编织成篇。那个过程美极了，像是一个人在月下广庭轻歌曼舞，纵然无人唱和，也是一人可醉。有一次下楼的时候，我发现小区外面篱笆墙上印象中还是含苞待放的花朵竟然已经枯萎了。

在重新整理催眠实录文章的过程中，我一次又一次重听之前催眠的录音，一字一句记录催眠的过程，如饥似渴地吸收着潜意识的营养，丰富和印证我对这个世界的理解。这些催眠的时间离我或近或远，大概故事情节多还记得，但当我以旁观者的角度再一次聆听录音的时候，还是能被潜意识智慧的话语击中内心，产生深深的共鸣。

当然，我还会发现，有些地方自己应该进一步追问获取更多的信息，有些地方自己换一个说法提问会更自然。在这个过程中，我看到了自己成长的空间和努力的方向。

我尽力记录我在催眠过程中的感受，但是有些感受我只能隐约地感到，一旦说出来，落在纸面上，就离当时的感觉远了。可能读者再加上自己的理解，与我最初的感觉已经是差之毫厘、谬以千里了。但是，我还是要写下来，让读者尽可能地从这些文字间管中窥豹，浮光掠影般瞥见催眠世界的繁花千树与野渡孤舟。

感谢方莉姐的信任，她支持我只管按照自己的感觉去写。毫无疑问，没有方莉姐的督促和支持，就没有这本书的诞生。此外，我要感谢我的好朋友毫芒，他对催眠的热情和专注让我敬佩，与他的交流和探讨让我在催眠技术上快速成长。感谢我的先生源清，是他包揽了家庭生活中的各种琐事，让我有大量的时间安心写作，并在我踟蹰犹豫、徘徊不前的时候一语中的地指出我的心结所在。

当然，最应该感谢的还是我敬爱的朵奶奶——量子催眠技术的创始人朵洛莉丝·侃南（Dolores Cannon）女士。我三生有幸，能够跟随朵奶奶学习量子催眠技术，聆听她的教诲；我在阅读朵奶奶的著作时，我经常被她的自信、谨慎所感动，也经常被她的幽默、机智而赞叹。她谦虚钻研、正直无畏的精神一直鼓舞和陪伴着我。如今朵奶奶已经驾鹤西去，把量子催眠技术和整个时代留给了我以及我的同伴们，我将在朵奶奶光辉的指引下，沿着她开创的道路，砥砺前行，责无旁贷。

春去秋来，风起雪落；花褪残红，绿又成荫。当初那些简单的想法、零散的篇章已经变成了50余万字的一个系列三本书。"文章千古事，得失寸心知。"等有一天千山万水走过的时候，再回首，不是山水朦胧，苍茫一片，而是随手翻到哪一页都可以看到个案当初的迷茫、重生的喜悦与鲜活的感动，看着自己一步步坚定地求索和踏实地成长，还有什么比这更好的呢？

流静

2018 年夏日

致　谢

感谢来到我面前的每一位个案，有你们成为我的个案，我才会成为一名真正的催眠师。

感谢来到我面前的每一位个案，借由你们的人生经历、催眠故事和潜意识智慧，我才可以迅速地丰富我对世界的认识，扩大我人生的格局，实现我的人生使命。

感谢每一位同意我分享你们催眠案例的个案，经由你们的催眠过程，点燃更多人内心之光，激起更多人去寻找自己人生使命的渴望。虽然还有很多个案的案例没有写成文字，写进书里，但我还是要感谢大家的授权允许。

书中出现的所有案例，在催眠结束时已经征得个案的同意可以匿名分享。在结成此书时，也再一次通知到所有催眠个案，在此，我再一次感谢这些同意我分享的个案！谢谢你们！因为有你们，才有我们催眠的过程，才有这些文字的素材，才会有这本书。

再次感谢所有个案对我的信任，感恩我们的遇见。